大医传承文库·名老中医带教问答录系列

赵继福带教问答录

——疑难危重症经典案例解析

主编　赵继福　熊丽辉

全国百佳图书出版单位
中国中医药出版社
·北　京·

图书在版编目（CIP）数据

赵继福带教问答录：疑难危重症经典案例解析 / 赵继福，熊丽辉主编．—北京：中国中医药出版社，2024.1
（大医传承文库．名老中医带教问答录系列）
ISBN 978-7-5132-7976-5

Ⅰ．①赵… Ⅱ．①赵… ②熊… Ⅲ．①疑难病—中医临床—医案—汇编—中国—现代 Ⅳ．① R249.1

中国版本图书馆 CIP 数据核字（2022）第 249611 号

中国中医药出版社出版
北京经济技术开发区科创十三街 31 号院二区 8 号楼
邮政编码　100176
传真　010-64405721
保定市中画美凯印刷有限公司印刷
各地新华书店经销

开本 710×1000　1/16　印张 12.25　字数 177 千字
2024 年 1 月第 1 版　2024 年 1 月第 1 次印刷
书号　ISBN 978－7－5132－7976－5

定价　49.00 元
网址　www.cptcm.com

服 务 热 线　010-64405510
购 书 热 线　010-89535836
维 权 打 假　010-64405753

微信服务号　zgzyycbs
微商城网址　https://kdt.im/LIdUGr
官 方 微 博　http://e.weibo.com/cptcm
天猫旗舰店网址　https://zgzyycbs.tmall.com

如有印装质量问题请与本社出版部联系（010-64405510）

《赵继福带教问答录——疑难危重症经典案例解析》
编委会

主　编　赵继福　熊丽辉

副主编　崔瑞艳　孙秀红　王丽娜　刘金涛

编　委（按姓氏笔画排序）

王　宁　王　艳　王维广　代　娜
刘石磊　刘佳音　齐　斌　孙　彪
孙德刚　李圣爱　李玲玲　李海燕
佟艳丽　金　刚　赵书彬　胡　娜
郭景宜　董　颖　臧治强

《大医传承文库》

顾　问

《大医传承文库》
编委会

总 前 言

名老中医经验是中华医药宝库里的璀璨明珠，必须要保护好、传承好、发扬好。做好名老中医的传承创新工作，就是对习近平总书记所提出的“传承精华，守正创新”的具体实践。国家重点研发计划“基于‘道术结合’思路与多元融合方法的名老中医经验传承创新研究”项目（项目编号：2018YFC1704100）首次通过扎根理论、病例系列、队列研究以及数据挖掘等定性定量相结合的多元融合研究方法开展名老中医的全人研究，构建了名老中医道术传承研究新范式，有效地解决了此前传承名老中医经验时重术轻道、缺乏全面挖掘和传承的方法学体系和研究范式等问题，有利于全面传承名老中医的道术精华。

在项目组成员共同努力下，最终形成了系列专著成果。《名老中医传承学》致力于“方法学体系和范式”的构建，是该项目名老中医传承方法学代表作。本书首次提出了从“道”与“术”两方面来进行名老中医全人研究，并解析了道术的科学内涵；介绍了多元融合研究方法，阐述了研究实施中的要点，并列举了研究范例，为不同领域的传承工作提供范式与方法。期待未来更多名老中医的道术传承能够应用该书所提出的方法，使更多名老中医的道术全人精华得以总结并传承。本书除了应用于名老中医传承，对于相关领域的全人研究与传承也有参考借鉴作用。基于扎根理论、病例系列等多元研究方法，项目研究了包括国医大师、院士、全国名中医、全国师承指导老师等在内的136位全国名老中医的道与术，产出了多个系列专著。在“大医传承文库·对话名老中医系列”中，我们邀请名老中医讲述成才故事、深入解析名老中医道术形成过程，让读者体会大医精诚，与名老中医隔空对话，仿佛大师就在身边，领略不同大医风采。《走近国医》由课题组负责人、课题组骨干、室站骨干、研究生等组成的编写团队完成，阐述从事本研究工作中的心得体会，展现名老中医带给研究者本人的收获，以期从侧面展现名老中医的道术风采，并为中医科研工作者提供启示与思考。《全国名老中医效方名论》汇集了79位全国名老中医的效方验方名论，是每位名老中医擅治病种的集中体现，荟萃了名老中医本人的道术大成。“大医传承文库·疑难病名老中医经验集萃系列”荟萃了以下重大难治病种著作:《脑卒中全国名老中医治验集萃》《儿科病全国名老中医治验集萃》《慢性肾炎全国名老中医治验集萃》《慢性肾衰竭全国名老中医治验集萃》《2型糖尿病全国名老中医治验集萃》《慢性肝病全国名老中医治验集萃》《慢性阻塞性肺疾病全国名老中医治验集萃》《免疫性疾病全国名老中医治验集萃》《失眠全国名老中医治验集萃》《高血压全国名老中医治验集萃》《冠心病全国名老中医治验集萃》《溃疡性结肠炎全国名老中医治验集萃》《胃炎全国名老中医治验集萃》《肺癌全国名老中医治验集萃》《颈椎病全国名老中医治验集萃》。这些著作集中体现了名老中医擅治病种的精粹，既包括学术思想、学术观点、临证经验，又有典型病例及解读，可以从书中领略不同名老中医对于同一重大难治病的不同观点和经验。“大医传承文库·名老中医带教问答录系列”通过名老中医与带教弟子一问一答的形式，逐层递进，层层剖析名老中医诊疗思维。在师徒的一问一答中，常见问题和疑难问题均得以解析，读者如身临其境，深入领会名老中医临证思辨过程与解决实际问题的思路和方法，犹如跟师临证，印象深刻、领悟透彻。“大医传承文库·名老中医经验传承系列”在扎根理论、处方挖掘、典型病例等研究结果的基础上，生动还原了名老中医的全人道术，既包含名老中医学医及从医过程中的所思所想，突出其成才之路，充分展现了其学术思想形成的过程及临床诊疗专病的经验，又讲述了名老中医的医德医风等经典故事，总结其擅治病种的经验和典型医案。“大医传承文库·名老中医特色诊疗技术系列”展示了名老中医的特色诊法、推拿、针灸等特色诊疗技术。

以上各个系列的成果，期待为读者生动系统地了解名老中医的道术开辟新天地，并为名老中医传承事业做出一份贡献。

以上系列专著在大家协同、团结奋斗下终得以呈现，在此，感谢科技部重点研发计划的支持，并代表项目组向各位日夜呕心沥血的作者团队、出版社编辑人员一并致谢！

总主编　谷晓红

2023年3月

前　言

赵继福教授，为第二届全国名中医，第五、六、七批全国老中医药专家学术经验继承工作指导老师，北京中医药大学特聘专家。1955年出生于吉林省长白县一个中医家庭，1977年从吉林医科大学毕业后，在最基层的农村乡镇卫生院工作10年，进行全科疾病的诊治，积累了丰富的临床经验。此后，分别在长白县医院、珲春市中医院、长春市中医院、吉林省中医院、北京中医药大学国医堂以及东直门医院国际部等地出诊，将祖传经验与个人所学所悟相结合，以脉为主，四诊合参，方证对应，将中医辨证论治理论在临床上发挥得淋漓尽致，所到之处，受到患者普遍欢迎。

赵老一方面临床亲自出诊，不断总结提升个人学术水平；另一方面，时时不忘培养学生，将自己的临床宝贵经验毫不保留地传授给学生，为此，在吉林省已经举办了4期的“赵继福名老中医学术经验传承培训班”，每期至少学习1年，至今已经培养70多名弟子。

继承与创新是中医发展的两大主题。为了进一步发扬赵老的学术思想和临证经验，以国家重点研发计划“基于‘道术结合’思路与多元融合方法的名老中医经验传承创新研究”（NO.2018YFC1704100）之课题五“东北部地区名老中医学术观点、特色诊疗方法和重大疾病防治经验研究”（NO.2018YFC1704105）为契机，编写本书，在此一并致谢！本书以赵继福名中医临床真实、有效、纯中医药辨证治疗的案例为基础，采用师徒问答的形式，老中医亲自解析临证典型案例，从道术两方面展现名老中医思维过程，以期培养后学者正确的中医思维，养成良好的诊疗习惯，善于提出临床问题，总结提炼出名医赵继福的学术思想和特色。

本书分上下两篇，上篇为医案点评，共收集临床效案37则，以真实案例为研究对象，通过师生问答，层层挖掘医案背后的病因病机、诊疗思维、组方特点、识脉辨证等。其中3则案例是弟子运用赵老的诊疗思路及方药进行诊治的效案，赵老对此进行了评案和分析。下篇为师徒问答，将赵老在名医之路上的感想体会及弟子在学习过程中遇到的问题，通过对赵老的访谈，以答疑解惑，为后生的成长指明了方向，树立了标杆。希望本书的出版，能够为临床医生及广大中医学子拓展思路、启迪思维。本书编写组也愿意倾听大家的反馈声音，一起讨论，在中医的春天，让中医最大限度地为人类健康服务。

熊丽辉

2023年3月

目　录

上篇　医案点评

下篇 师徒对话

上篇　医案点评

第一章　新奇案例

新奇案例，是以新、奇为特征的系列医案，有的是用药“新”“奇”，有的是症状“新”“奇”。在此共收集整理 5 个医案，其中，自炼金丹为目前临床鲜有使用的药，对治疗重症梅毒患者发挥了很大的作用；开心散中，多是有毒药物，临床作为内服的很少，以毒攻毒，治疗精神失常疾病，为赵老常用的方法；五淋散中，使用了雄黄，治疗结石效果甚佳。诸如此类，药物本身虽不奇特，但药物的正确使用并发挥毒药的最好疗效非常难得，由于临床用之者甚少，堪称“新”“奇”。在症状方面，患者阴茎肿大以至于无法排尿，如此严重的症状临床并不多见，赵老用纯中药治疗获得痊愈，不仅症状“奇”，疗效更“奇”，在此与各位分享。

第一节　开心散治疗精神失常案

姓名：张某。性别：男。年龄：34 岁。

初诊（2019 年 10 月 26 日）

主诉：间断性抽搐 20 天，加重 6 天。

现病史：患者 20 天前因酗酒后出现间断性抽搐，未治疗。近 6 天抽搐加重，为求中医治疗来诊。

刻下症：间断抽搐，每天发作 2 ～ 3 次，多次情绪激动时晕厥，四肢僵硬，受刺激时语言不清、神志恍惚，精神不振，常随地大小便，行为举止反常，走路时向一侧倾斜，常出现幻觉，舌红苔黄腻，脉弦滑数有力。

西医诊断：抽搐。

中医诊断：郁证（气郁化火夹痰证）。

治法：清心解郁。

方药：开心散。

人工麝香 0.5g，牛黄 2g，冰片 2g，硼砂 2g，朱砂 2g。1 剂。

煎服方法：1 次 1 剂，凉水冲服。

二诊（2019 年 10 月 27 日）

口服上方后，其母亲自诉上述症状明显改善，行为基本正常，语言清晰，随地大小便消失，无摔倒，舌红苔黄腻，脉弦滑略数。

方药：

1. 开心散

人工麝香 0.5g，牛黄 2g，冰片 2g，硼砂 2g，朱砂 2g。2 剂，备用。

2. 解郁清心汤

龙骨 20g，牡蛎 20g，生地黄 15g，石菖蒲 20g，郁金 15g，香附 10g，柴胡 10g，黄连 8g，竹叶 6g，羚羊角粉 2g（冲），朱砂 1g（冲），瓜蒌 30g，枳实 15g。7 剂。

煎服方法：每剂药，水煎两次，共取汁 300mL，日 1 剂，每次 150mL 分服。

三诊（2019 年 11 月 7 日）

服上方后情绪稳定，明显好转，无胡言乱语，基本如常人，舌红苔黄稍腻，脉滑略数。

方药：解郁清心汤。

龙骨 20g，牡蛎 20g，生地黄 15g，石菖蒲 20g，郁金 15g，香附 10g，柴胡 10g，黄连 8g，竹叶 6g，羚羊角粉 2g（冲），朱砂 1g（冲），当归 20g，黄芪 50g，鸡血藤 30g，白芍 30g。10 剂。

煎服方法：每剂药，水煎两次，共取汁 300mL，日 1 剂，每次 150mL。

随访（2019 年 11 月 14 日）

打电话随访，母亲叙述患者再无异常行为，如同常人。

【师徒评案】

学生：老师，为什么用开心散不用百合地黄汤?

老师：二者在病因病机、治法治则和脉象上是有区别的。病因病机方面，百合地黄汤主要治疗阴虚燥热证，妇人一般多见，与临床医学的神经官能症、更年期综合征、抑郁症颇为相近；开心散则是治疗郁热攻心的郁证，与西医学抑郁型的精神分裂症近似。治法治则方面，《金匮要略》中百合病应用百合地黄汤治疗，其治法为滋阴清热，生津除烦，多用于女性；开心散则为清心、开窍、除烦。脉象上，百合地黄汤证多为细数脉，开心散证脉为数而有力的脉象。这个开心散为我家祖传方剂。因此，两个方剂治疗不同的病证，这个患者是不可以用百合地黄汤的。

学生：老师，既然百合地黄汤可以治疗百合病（阴虚证），那么在治疗更年期综合征方面，请问百合地黄汤和麦味地黄汤的区别是什么呢?

老师：两个方剂所主皆为阴虚证，上面我已经讲述了百合地黄汤证的辨证，而麦味地黄汤证为肾阴亏虚证。二者在症状上也有差异，其中百合地黄汤的主治症状是：心烦、欲哭、神志恍惚、意欲饮食复不能食、时而欲食、欲不能行、口苦、小便热、舌红少苔、脉微细；麦味地黄汤的症状为患者烘热汗出、腰膝酸软、心烦、口干、睡眠差、舌红少苔或无苔、脉细数。脉象上麦味地黄汤证较百合地黄汤证脉细更明显些。

学生：老师，您在治疗这类疾病的时候，我们看到一般 1 剂药即可显效，随后您再使用解郁清心汤或肝郁行滞汤治疗，我想问一下，这两个方剂使用的时机怎么去把握?

老师：两个方在治法治则和脉象上是不同的。治法治则上：肝郁行滞汤作用是疏肝解郁，活血化瘀；解郁清心汤主要是解郁清热，患者血瘀不明显。脉象上：肝郁行滞汤所主的脉象多为弦脉，解郁清心汤所主的脉象则是数脉。这个区别比较好把握。我们诊病一定要体会脉，脉很重要，再结合其他诊法综合来诊疗疾病。

学生： 开心散为什么用无根水冲服？

老师： 使用无根水也是祖辈留下来的办法，无根水性凉，开心散中朱砂里面含有汞，不宜入汤剂，一般入丸散。目前不强调用无根水，就是一般的凉水就可以，切记不可以用热水冲。

学生： 老师，这个开心散用连续服用吗？最多可以用几天？

老师： 开心散一般临时服用。必要时可以连续服用 2 ～ 3 天。

学生： 患者是在酗酒 20 天后出现的症状，是否可以加用保和汤之类的消食化积的方剂和药物？

老师： 保和汤可以用来治疗食积伤脾出现的症状，表现为打嗝、口气重、大便干、胃胀等。该患者由于大量饮酒，饮食过于油腻，助湿伤脾，脾失运化，加上情绪刺激，郁而化火而成湿热之证，所以用保和汤也是可以的。

学生： 老师，保和汤证应该是什么脉呢？胃胀的患者您有时候也用气滞伤食方，两者脉象又有什么区别呢？

老师： 保和汤所主的脉象为滑实脉。气滞伤食方引起胃部不适的病因主要是气滞伤食，所以对应的脉象应为弦滑脉。

【传承心得体会】

精神失常在中医隶属于郁证，是由于情志不舒、气机郁滞所引起的一类病证。本病在临床医学中常用激素治疗，而且服药时间长，很难治愈。中医有着自己独特的辨证理论特色。服药周期短，疗效好。本患者为青年男性，因受精神刺激加之醉酒，日久发病。

《灵枢·口问》中说：“悲哀忧愁则心动，心动则五脏六腑皆摇。”《临证指南医案·郁证》曰：“郁则气滞，气滞久则必化热，热郁则津液耗而不流，升降之机失度，初伤气分，久延血分，延及郁劳沉疴。”情绪失常日久诱发本病，治疗上先用“开心散”，清心、开窍、醒神，为治疗大法。

本方为老师家祖传方剂，由五味药组成，近几日有很多此类患者服用本方，在诊室即可服用。亲眼见患者服药后不到半小时起效，患者自述胸闷明显好转，心中凉感、舒服。也有的患者整夜不眠，服药当晚可以入睡。还有个别失眠患者可睡至次日九点。本病例赵老先是用一剂开心散，二诊改用解郁清心汤加瓜蒌、枳实。因患者有饮酒史，舌红苔黄腻，脉弦滑数，加用瓜蒌、枳实，取其宽胸、理气、化痰之功。三诊时症状明显好转，舌红苔黄稍腻，脉弦滑略数，效不更方，在此基础上加补益气血之当归、黄芪、鸡血藤、白芍，防止气郁日久损伤气血，对患者日后随访已如常人。

通过本案例的学习，深深地体会到整体观念贯穿始终，辨证施治主导诊治。赵老最后方剂中加的当归、黄芪、鸡血藤、白芍，旨在防止热去虚来，是未病先防的上工之法。

第二节　自制梅毒金丹治疗神经性梅毒案

姓名：张某。性别：女。年龄：47 岁。

初诊（2016 年 6 月 12 日）

主诉：腹痛、躁动 3 年，加重 3 个月。

现病史：患者 3 年前无明显诱因出现腹痛，呈全腹胀痛不适，未予重视，逐渐出现躁动不安，遂先后前往北京大学附属医院、北京 301 医院诊治，查外周血梅毒螺旋体明胶颗粒凝集试验（TPPA）阳性，梅毒血浆的快速血浆反应素试验（RPR）1∶64，明确诊断为神经梅毒、梅毒性腹膜炎。经过 2 周治疗（具体用药及用量不详），病情未见明显好转，要求回家自行巩固治疗，但症状进行性加重，3 个月前，前往吉林大学白求恩第一医院（以下简称吉大一院）消化内科系统治疗，此时患者不能平卧，以束缚带固定在床，给予青霉素（具体用量不详）进行对症治疗，查血梅毒螺旋体颗粒凝集试验（TPPA）：阳性，快速血浆反应素环状卡片试验（RPR）1∶32，脑脊液 TPPA 阳性，淋巴细胞和蛋白增高明显。经治疗，患者症状未见明显缓解，且患者躁狂，不能配合进行相应治疗，医院建议出院。为求中医系统治疗，遂请赵继福教授诊治。

刻下症：患者以束缚带固定在床，肢体躁动，不能正确回答问题，面色及皮肤晦暗，消瘦，进食困难，大便无，小便不能自理，腹部触诊如板状，患者不能完全配合脉诊及舌诊，舌暗中间见黑苔，脉数有力。

西医诊断：神经性梅毒，梅毒性腹膜炎。

中医诊断：中风（中经络，痰瘀阻窍证）。

治法：清热解毒开窍。

处方：梅毒金丹。

服法：每次 2 粒，日 1 次，米汤灌服。服用 6 天，在治疗过程中禁止喝凉水及冷凉食品。

二诊（2016 年 6 月 18 日）

症状：患者无躁动症状，可简单交流，仍有间断腹痛，仍卧床，能较好配合脉诊及舌诊，据家属描述，现患者有饥饿感，有进食欲望，腹部较前柔软，大便干结，小便黄。舌暗红，仍有少许黑苔，脉细数。

方药：

1. 梅毒金丹

服法：1 次 1 粒，日 1 次，米汤送服，禁凉饮食。

2. 增液承气汤加减

玄参 25g，生地黄 25g，麦冬 15g，芒硝 10g，大黄 10g。3 剂。

服法：免煎颗粒，1 次 1 袋，开水冲服，日 2 次口服。

3. 叶氏养胃汤加减

麦冬 25g，白扁豆 15g，玉竹 10g，炙甘草 10g，沙参 15g，桑叶 10g。4 剂。

服法：上方增液承气汤后，服用此方，免煎颗粒，1 次 1 袋，开水冲服，每次 150mL，日 2 次口服。（2 方服完后续服）

三诊（2016 年 6 月 25 日）

症状：现患者精神症状明显好转，无躁动，腹痛症状已基本消失，可简单交流，可下床搀扶行走。胃部不适，大便 2 日 1 行，舌暗，苔薄白，脉沉细。

方药：保和汤加减。

山楂 15g，莱菔子 20g，神曲 15g，清半夏 10g，陈皮 10g，茯苓 20g，连翘 10g，香附 15g，浙贝母 10g，生大黄 10g，苏子 50g。7 剂。

服法：免煎颗粒，1 次 1 袋，开水冲服，日 2 次口服。

四诊（2016年7月3日）

症状：患者精神症状好转，可正常交流，可自行下地行走，无躁动及腹痛，自述肢体酸痛，乏力，皮肤有少许暗疹，舌暗，少苔，脉细数。

方药：梅毒金丹。

服法：1次1粒，日1次口服，连服1周，米汤水送服，忌凉饮。

随访

四诊后复查血梅毒检测，TPPA阳性，RPR1∶2。脑脊液检测：梅毒抗体阴性，淋巴细胞及蛋白正常。能够正常生活，每天下楼散步，生活自理。

【师徒评案】

学生：梅毒金丹成方是什么？市场上能买到吗？

老师：这个是买不到的，金丹的主要药物是水银、白矾、火硝。三者适量，放在锅底，上面盖上瓷碗，再用黄泥将碗的边缘全部封好，在碗上面再放沙子，用其重量将碗压实，防止在药物上升的过程中，出现漏气，因为水银是有毒的。碗上面放置棉花，锅下面放上谷草，点火烧，观察棉花来确定金丹是否做好了。水银升华后，全部粘贴在碗里面，再用大枣泥搅拌，做成玉米粒大小的药丸即可。这个是我父亲当年给患者做的治疗梅毒的药，我就跟着学会了，目前很少有医生做这个，因为药物毒性大，需要注意，没做过的是不敢尝试的，这个火候是非常关键的。

学生：用梅毒金丹治疗梅毒，为什么戒凉？

老师：这个和金丹没有关系，主要是吃中药都不建议吃凉的，防止影响中药的疗效。

学生：梅毒金丹戒凉，但是二诊时我们用了通腑的芒硝、大黄，二者都是苦寒的，不影响梅毒金丹的疗效吗？

老师：这个不会的，因为二诊用通腑法是根据患者脉象和便秘决定的，所以不会影响金丹的疗效，药物是各走一经的。

学生：老师，梅毒金丹属于大毒治病，一般达到什么样的效果可以停用？

老师：基本上是皮肤长好了，也就是皮肤破溃好了，就可以停药。这个患者比较重，因为侵犯到脑神经了，所以吃的时间较长。这个患者是下部皮肤溃破长好了，就停药了。

【传承心得体会】

本案特点：①患者为青年女性，西医诊断明确，为神经性梅毒；②该患者用西医抗感染治疗无明显疗效，以至于出现躁狂表现，神经毒性症状明显；③用自制的梅毒金丹治疗本病，结合中医辨证治疗，获得了满意效果；④注重通腑治疗，使邪有出路。

西医治疗神经性梅毒的主要方案是使用大剂量青霉素或苄星青霉素等抗生素进行治疗，但有些患者有抗生素耐药，对此类患者则没有更好的办法，因此，一般临床预后不好。中医在辨证治疗的基础上，针对该患者躁狂的毒性表现，赵老采用自制的梅毒金丹治疗本病，获得了满意的疗效。金丹的主要成分是轻粉，经过升华加工而成，具有拔毒、去腐、生肌功效，主治疔疮、梅毒等疾病。患者大便不通，多日不排便，梅毒属于邪毒，邪毒上攻，上扰神明，故躁狂。为了使邪有出路，赵老注重通腑，在治疗过程中，根据脉症，分别采用增液承气汤、保和汤等治疗，轻粉本身也具有通腑的作用，腑气畅通，邪气去；又给予叶氏养胃汤，以固护胃阴，病情明显好转。

通过跟诊，亲眼见证了中医在治疗疑难杂病的重要作用，认识到传承中医的重要性，和老师一起炼丹，亲自体验老祖宗在曾经艰苦的条件下，炮制药品治病救人的过程，油然而生对前辈的敬畏，和对中医药治疗疑难病的信心。同时，在中医治疗疑难病方面，我体会到再难的证也是有据可循的；对于急症，要考虑先通腑，正如《内经》所云“小大不利，治其标”，腑气通，气机才通，邪才有出路。该案例的学习，为我在临床治疗疑难病上提供了很好的思路，以一变应万变，以应对临床疑难杂症。

第三节　五淋散治愈输尿管结石案

姓名：崔某。性别：女。年龄：58岁。

初诊（2008年9月11日）

主诉：腰部疼痛1天，加重，伴小腹部绞痛3小时。

现病史：患者于1天前在家中做家务时突然出现腰部疼痛，自认为做家务时不慎将腰部扭伤，遂在家中休息。近1天内多次口服止痛药后，腰痛症状未见缓解。3小时前上述症状再次加重，同时伴有小腹部绞痛，家属将其送至当地市医院就诊，查腰椎CT：腰4～5、腰5～骶1椎间盘突出，双肾内可见高密度影，考虑肾结石可能。遂查泌尿系彩超提示双侧输尿管上端结石伴积水（梗阻部位位于肾门1.5cm处，扩张6mm），右肾结石，左肾结石。建议住院手术治疗，患者拒绝手术，为缓解疼痛、减轻痛苦，给予阿托品、度冷丁肌内注射后，疼痛略有缓解。患者及家属为求中医保守治疗，遂辗转至赵老门诊就诊。

刻下症：腰痛，小腹坠胀绞痛，心烦，躁动，口黏腻不爽，二便未排。

查体：肾部叩击痛（+），余未见异常。舌红，苔薄黄腻，脉弦数。

西医诊断：泌尿系统结石。

中医诊断：淋证，石淋（湿热型）。

治法：清热通淋，止痛。

方药：五淋散加味。

当归15g，雄黄10g，海金沙25g，木香10g，牛膝20g，大黄15g。3剂。

服法：研磨成极细粉，装入1g规格的胶囊中（体格大、壮实者一次口服5粒，体格小、偏瘦者一次口服3粒），日1次口服。

二诊（2008年9月12日）

服上方1次后，患者腰痛明显减轻，但是尿中有血尿，考虑结石排出时损伤尿道所致，故嘱患者继续服用。

三诊（2008年9月13日）

患者已经服药2次，腰痛不明显，小便黄，故复查泌尿系彩超提示双肾及输尿管未见结石。并复查肾功能及尿常规结果均正常，嘱患者停药，在家中休息。

半年后随访，患者肾结石未再复发，且各项理化检查均正常。

【师徒评案】

学生：老师，我注意到您给患者开的方中有雄黄这一味药，您能具体说一下，该药在方中的作用吗?

老师：这是一个经验方，在方中应用雄黄主要是应用其辛温药性特点。雄黄味辛，性温，辛能散结滞，温能通行气血，像这种病就是个不通的问题，不通则痛，结石阻滞，造成输尿管堵塞及周围血管肌肉痉挛疼痛，得辛则结石不再结聚，得温局部气血得以运行，血管及肌肉不再痉挛。结石在药物的作用下，自然排出，病自然而愈。同时大家也要明白一点，雄黄这味药不仅能外用还能内服，比如像安宫牛黄丸、牛黄解毒丸以及儿科常用中成药至宝丹、小儿惊风七厘散等都含有雄黄。内服时主要注意频次的问题，患者不可长久应用，用量可以大，像五淋散中我就用了 10g 的量，但是患者吃了 1 ～ 2 次病就好了，药就停了，再加上方中佐以清热泻下之药，减轻了药物在体内蓄积的问题，规避了风险，这也是我在临床中总结发现的。

学生：老师，患者服药后腰痛症状明显缓解，您能具体说一下本方的应用对象及注意事项吗?

老师：这个方子主要针对的就是泌尿系结石，对输尿管结石作用效果明显，像对胆结石等效果则不显著。方中雄黄、海金沙消石散结，为君；大黄泻下通利二便，引导结石向下排出，为臣；当归、牛膝活血化瘀，更能引药下行，为佐；木香行气行血，推动诸药直击病灶，邪去正安，病除而愈。同时提醒大家，服用这个方子有时会出现恶心、腹泻等症状，所以对于体质弱的患者要稍微减轻其用量。

学生：老师，您认为哪些体质的人易患肾结石，如何预防肾结石反复发生?

老师：在临床中我发现像易患结石的患者大多数代谢都不好，并有饮酒的不良嗜好，其中以饮用啤酒者最为多见。酒性温热，喜饮酒之人，体内必然生湿生热，像啤酒更易加重湿邪的产生，湿热蕴结于下焦，尿液煎熬日久则为石。轻时形成的沙粒样结石可随尿液的增多而排出。重时，形成大的结石集聚肾及膀胱中，随时可能卡住尿道，出现危险。所以，易患肾结石的患者一定要减少啤酒等湿热之品的摄入，饮食有节，起居有常，人体才会有更好的代谢，免于疾患。

【传承心得体会】

本案特点：①患者为中年女性，急性起病；②西医诊断明确，保守治疗无效；③运用中医保守口服中药1次症状明显减轻，服用2次结石排出，疾病而愈。

泌尿系结石是泌尿科的常见病、多发病，其中以输尿管结石最为常见，输尿管结石不仅影响了人们的生活质量，严重者甚至会导致患者出现肾衰竭、尿毒症以及败血症等并发症，威胁着患者的生命健康。临床上对于输尿管结石的治疗主要采用手术为主，包括腹腔镜下手术等，其具有微创性等优点，被广泛用于输尿管结石的治疗中。但是此病的复发率较高，且患者有时不愿接受手术。赵老治疗此病时运用五淋散口服1～2次便获得良效。

赵老认为通淋排石是治疗泌尿系结石的总则，湿热蕴结是结石形成和复发的主因。正如清·尤在泾所著《金匮翼·诸淋》中提出了诸淋的区别并非绝对，往往与病程有关的观点："初则热淋、血淋，久则煎熬水液，稠浊如膏如沙如石也。"但同时讲到此类患者若只注重排除结石，则遇湿热未清时，结石仍将卷土重来，故强调在辨证诊治和预防时多注重清热利湿，也嘱托患者将生活节奏和饮食习惯做到"法于阴阳，和于术数"。

赵老强调运用五淋散时，要坚持辨证施治，掌握关键病机，分清主次，灵活变通，运用得当，才见效快捷。

第四节　化瘀导浊汤治愈阴茎重度肿大疼痛案

姓名：魏某。性别：男。年龄：40岁。

初诊（2019年6月17日）

主诉：睾丸及阴茎肿大疼痛30天。

现病史：该患者1个月前因性功能差自服药物（具体不详），继而出现睾丸及阴茎肿大疼痛。曾于北京某大医院求治，建议手术治疗，且医生与患者交代治疗后将丧失性功能，因患者不能接受，故来寻求中医药治疗。

刻下症：睾丸及阴茎肿大疼痛，排尿困难，口干，心悸，心烦，面色晦暗，大便正常，睡眠差，舌红，苔黄，脉弦数。

既往史：慢性粒细胞性白血病，口服靶向药物“格列卫”。

查体：阴茎肿大强直，睾丸水肿，冠状沟右侧有 2cm×2cm 血肿。

辅助检查：白细胞、血小板均低（具体数值当时未记载）。

西医诊断：阴茎水肿。

中医诊断：阴肿（瘀热内阻证）。

治法：活血化瘀，消肿止痛。

方药：王不留行 15g，穿山甲 10g，莪术 10g，丹参 30g，红花 12g，川芎 12g，萆薢 15g，虎杖 20g，车前子 12g，益母草 15g，白花蛇舌草 30g，半枝莲 15g，鱼腥草 20g，黄芪 20g，牛膝 30g，甘草 10g，红花 15g。3 剂。

煎服方法：每剂药，水煎两次，共取汁 300mL，日 1 剂，每次 150mL。

二诊（2019 年 6 月 20 日）

症状：睾丸及阴茎肿痛明显减轻，心悸及心烦均减轻，舌质红，苔黄，脉弦数。

查体：睾丸及阴茎肿大均减轻，冠状沟血肿亦缩小。

辅助检查：白细胞、血小板正常。

方药：上方加金银花 50g，连翘 20g，10 剂。

煎服方法：每剂药，水煎两次，共取汁 300mL，日 1 剂，每次 150mL。

三诊（2019 年 7 月 2 日）

症状：睾丸及阴茎肿痛连续改善，肿胀继续消退，冠状沟血肿明显减轻，心悸、心烦改善。

辅助检查：白细胞 4.09×10^{9}/L，红细胞 3.41×10^{12}/L，血红蛋白 99g/L，血小板 344×10^{9}/L。

方药：上方加当归 20g，黄芪加到 50g。10 剂。

煎服方法：每剂药，水煎两次，共取汁 300mL，日 1 剂，每次 150mL。

四诊（2019 年 7 月 12 日）

主诉：睾丸及阴茎肿痛消失，排尿正常，冠状沟血肿消退，无心悸及心烦，舌暗，苔白，脉弦。

方药：继服上方 14 剂。

煎服方法：每剂药，水煎两次，共取汁 300mL，日 1 剂，每次 150mL。

随访（2019 年 7 月 26 日）

电话随访患者一切正常。

【师徒评案】

学生：老师，这个患者第一诊您只给开了 3 剂药，您平时用药大多是 1 周或者两周，这次只开了 3 天是为什么呢?

老师：当时患者来的时候是他的两个哥哥用车子推来就诊的，我当时一看，阴茎肿胀这么重。我行医这么多年，没见过这么重的，阴茎肿得像扣了个小盆似的。家属说他这个病在其他医院看了以后，准备给做手术，手术还需要分三次来做，但是手术以后会完全丧失性能力。家属觉得他还年轻，不想做这个手术，所以来找我看看。当时我看了以后，知道这个病是非常严重的，患者本身还有白血病，中医辨证为下焦湿热，瘀血阻络，是这么引起的阴茎肿胀，阳强不倒，我感觉需要用清利湿热、散结祛瘀的方法，所以我就给他用化瘀导浊汤。因为当时病情比较急，比较危重，耽误不得，所以先开了 3 剂药来观察疗效，有情况随时再更改方子。

学生：老师，这个患者您给用了 3 剂药以后病情明显好转，按照常理来说应该效不更方，可第二诊您为什么还要加金银花、连翘?

老师：这个患者用了 3 剂药以后他就给我打电话说："我肿胀好多了，化验复查感染指标也基本正常了，我还用去做手术吗？"我告诉他不用去手术了，继续服药就行。第二诊过来我看了以后，疼痛有所缓解，肿胀也消了很多，体温也正常，脉还是弦数，舌红，苔黄。病情虽然有好转，但余热未净，余毒未尽，所以加了金银花、连翘，是为了进一步加强清热解毒的力量。

学生：您在这个病例诊疗中主要是辨病还是辨证?

老师：这个病主要是辨证。中医辨证是下焦湿热，瘀血阻络，导致生殖器官肿胀疼痛不能走路，我用了清热散结祛瘀的方法，给他开了 3 剂药，用的化瘀导浊汤，第二诊过来以后，疼痛有所缓解，肿胀也消了很多，说明辨证准确，所以下面继续以化瘀导浊汤为基础来进行加减。

学生：当时是个什么样的脉呢？

老师：当时的脉是弦数有力的脉，加上舌红苔黄，都说明有瘀热。

学生：第三诊老师为什么在第二诊方子的基础上又加了黄芪和当归？

老师：加上当归和黄芪有补益气血的功效，当归、黄芪即当归补血汤。患者血常规显示血红蛋白偏低，所以加用当归补血汤进一步补益气血，提高免疫力。

学生：患者当时白细胞和血小板低，和气血不足有关系吗？

老师：患者的白细胞和血小板低是因为患者在北京诊疗时血液科专家给用了靶向药物“格列卫”治疗，正在调整阶段。在我们中医辨证来看这个患者存在气血不足，但阴茎肿大还是有瘀热和气滞血瘀。

【传承心得体会】

该病例以男性生殖器官，包括阴茎、睾丸及阴囊弥漫性肿胀和冠状沟血肿，同时伴有阴茎异常勃起，排尿困难，剧烈疼痛为特点。患者非常痛苦，已近 30 天。既为疑难病例，又属危重病例。患者曾辗转于北京各大医院求治，均建议手术治疗，且需多次手术，并向患者明确交代，术后性功能将完全丧失。因患者年轻，接受不了这种处理方法，故想通过中医药来解决病苦，经查阅资料，阴茎异常勃起有少数经中医药治愈的案例，但像该患如此危重的情况尚无报道。经辨证治疗后获得痊愈。

化瘀导浊汤具有活血化瘀及清热利湿的功效，方中王不留行、莪术、丹参、红花、川芎、炮山甲活血化瘀，疏通瘀血，祛瘀生新。萆薢、虎杖、车前子、白花蛇舌草、半枝莲、鱼腥草清热解毒，分清泄浊。黄芪补气，气行则血行，促进活血；牛膝引药下行，直达下焦；益母草活血化瘀同时具有利尿消肿的功效；甘草调和诸药。

化瘀导浊汤是赵老根据多年临床经验总结出来的，湿热蕴结，瘀久化热导致的尿频、尿急、尿痛、排尿困难等前列腺诸症，疗效显著。化瘀导浊汤不仅用于治疗慢性前列腺炎、前列腺肥大，还用于治疗不育，在临床应用过程中不仅单纯用原方还常常需要加减化裁，比如在湿热瘀结基础上兼有气虚者常加入黄芪、当归补益气血，如果夹杂有热者常加入金银花、连翘，如果血瘀比较重时常加入桃仁、三棱，或者加大红花用量。赵老在治疗阴茎肿大案例整个治疗过程中环环相扣，药物应用自如，得心应手，体现出了大师风范。

第五节　新奇案系列医话

一、小儿惊风治愈案 1

小儿惊风临床上治疗过很多，其中一个我印象深刻，当时我是在长白县医院工作，一个 2 岁的女孩，每天间断抽搐，因为我家里祖传有一个方，叫“南极寿星汤”，专门治疗小儿抽搐，我就给开的这个方（药物包括胆南星、白附子、防风、薄荷、甘草），服完 1 剂药，患儿明显好转，再服几剂就治愈了，后来再没发作过。

二、小儿惊风治愈案 2

最近又有一例小儿惊风案。2021 年 4 月 16 日就诊，患儿 3 岁，男孩，每天不间断抽搐，几乎是间隔几秒钟就抽搐一次，时有打人、骂人，我这里有录像，大家可以看看。某医院诊断为“脑膜炎”。经过抗感染治疗几天，依然抽搐。因为是珲春人，比较了解我，就通过别人介绍来找我，我给开的药就是南极寿星汤，开了 1 剂，家长第 2 天告诉我，孩子抽搐有好转。接着我亲自往诊一次，看患儿逐渐好转，继续用这个方 2 剂。到了 4 月 19 日，抽搐基本没有了，继续开的是目翻汤，加白花蛇舌草 10g，桔梗 10g，10 剂冲服的，目翻汤主要是治疗小儿疳积的，以消食健脾祛风为法则。到了24日，上面的药还没吃完，患儿就基本好了，医大一院建议出院，出院之前来诊室再看看，这次大家都看到了患者，状态非常好，基本和正常孩子一样，偶尔有抽搐，这时候就需要补益了，所以又开的香贝养荣汤，这个方是由香附、浙贝母、四君子汤、小柴胡汤等组成，既补益又和解清热，患者痊愈。所以，我体会，关键还是辨病机，无论症状多么奇特，即使从来没见过，只要病机辨明白了，方向就对了，就容易见到疗效。我们对中医必须充满信心，不断钻研，没治好肯定是辨证不对，应继续找临床信息进一步辨证。

第二章　急危案例

急危案例，是一系列病情急或危险，不手术或缺乏正确治疗则会危及生命的医案。本章收集整理赵老的6则案例。其中1例经过赵老中药辨证治疗，使西医拒绝治疗、只能肝移植的重症胆汁淤积患儿完全康复；使西医认为必须手术的急性乳腺炎、急性阑尾炎等外科疾病，完全免于手术，获得痊愈；西医认为必须手术否则失明的视网膜裂孔失明案纯中药治疗，免于手术获得痊愈；西医只能胸腔闭式引流治疗的特发性气胸，纯中药治愈。这些案例都充分体现了中医在治疗急症方面的优势。

第一节　母子同治法治愈婴儿重症胆汁淤积性肝病案

姓名：张某。性别：男。年龄：78天。

初诊（2019年4月12日）

主诉：黄疸78天。

现病史：患儿早产儿，出生体重1.22kg，皮肤略发绀，指甲未达指尖，出生后即入住省内某大学附属医院新生儿科，入院诊断为早产儿（小于胎龄，新生儿湿肺，极低出生体重儿、尿道下裂）。此后，患儿病情逐渐加重，周身黄染，肝功能多项指标增高，总胆红素最高为288μmmol/L，门冬氨酸氨基转移酶最高为352μmmol/L，相继出现右侧脑室室管膜下出血，右侧腹股沟斜疝，肝活检病理报告提示肝细胞弥漫性水样变性及羽毛状变性，罕见点灶状坏死，大面积肝细胞及毛细胆管内胆汁淤积，固有胆管消失；诊断为“胆汁淤积性肝病”，经治疗78天，黄疸治疗无效，建议肝移植，患儿出院。出院后即前来赵继福名老中医门诊就诊，以寻求中医治疗。

刻下症：患儿皮肤晦暗黄染，极度消瘦，体重1.9kg，营养不良，呼吸略急促，食少，尿色黄，便白，舌体瘦小，舌苔薄白，舌色暗红。

西医诊断：婴儿胆汁淤积性肝病。

中医诊断：黄疸（湿热型）。

治法：除湿退黄。

方药：茵陈10g，栀子5g，天花粉5g。5剂。

煎服方法：每剂药，水煎两次，共取汁50mL，日1剂，每次5mL，频服。

【师徒评案】

学生：老师，当时看到这个孩子的时候，简直不敢相信，那种极度瘦弱、一般状态很差的情况，我以为很难救活了，家属都放弃了，但看您很淡定，当时您有信心吗？

老师：说实话，当时我心里也没底儿，以前见过新生儿黄疸，但没见过这么重的。我记得以前我父亲治过新生儿黄疸，就用我家祖传的这个方子，效果很好，我想就试试吧。这个患儿应该就是湿热黄疸，胆汁瘀积，清热利胆法能有效，这个黄疸方有三味药，茵陈、栀子主要是除湿退黄，天花粉一般是有养阴的作用。

二诊（2019年4月17日）

症状：服上方后，额头部黄染明显减轻，渐露光泽，全身仍有黄染，小便黄，大便略黄。

方药：茵陈10g，栀子5g，天花粉5g。3剂。

煎服方法：水煎两次，取汁50mL，日1剂，每次5mL，频服。

【师徒评案】

学生：老师，患儿这次来看病，感觉额头部黄染情况明显好多了，特别惊讶，这里面关键的药物是天花粉吗？

老师：这个方子是我家祖传的，主要是从湿热论治。茵陈蒿和栀子是除湿退黄的，是方中的主要药物。这里面的天花粉，从经验上看，有退黄的作用。本方中起最重要作用的是不是天花粉也不能确定。但请同学们记住这个方，在临床上我们可以用其退黄疸。

三诊（2019年4月19日）

症状：患儿吮奶量较前增加，面色较前有光泽；黄染渐退，大便黄。患儿母亲自觉腰痛、体瘦、乏力、汗出，舌红苔黄，脉细数。因患儿能够自行吸吮母乳，故此次给患儿母亲服药，患儿间接服药。

辨证（患儿母亲）：肾阴虚证。

方药：六味地黄汤加柴胡解毒汤。

熟地黄25g，山茱萸15g，泽泻15g，生山药20g，茯苓15g，牡丹皮10g，杜仲20g，牛膝20g，柴胡10g，黄芩10g，茵陈30g，土茯苓30g。7剂。

煎服方法：每剂药，水煎两次，共取汁300mL，日1剂，分2次服用。

【师徒评案】

学生：这次给患儿母亲服药，患儿间接服药，请问老师，这个给药方式您是如何想到的？优势在哪里？什么情况下适用这种方法？

老师：一般新生儿患病，因为新生儿服药比较困难，只要是哺乳期间的，大都可以采用这种给药方式，就是母亲服药，患儿通过吸吮母乳，间接服药，达到治疗的目的。母亲服足量的药，患儿基本可以获得足量的药，这是我的临床体会。针对这个病例，患儿母亲有典型的产后关节痛、腰痛，结合脉象，辨证是肾阴虚证，而且比较重，当服六味地黄汤；母亲肾阴虚对患儿的身体是有影响的，加之黄疸需要清肝利胆，也就是患儿需要补肾阴加清肝利胆，所以又加上了柴胡解毒汤。这么多的药，患儿服用是比较困难的，通过给母亲服药，患儿可以间接达到治疗的目的，解决了服药困难的问题。事实证明，我们的治疗方法很有效，也验证了中医学“补母以救子”的治法。

四诊（2019年5月7日）

应用上方1周后，患儿病情好转，暂停药2周。现患儿黄染基本退去，皮肤有光泽，体重2.5kg，较初诊时有明显增加；此时门冬氨酸氨基转移酶为51μmmol/L，已经基本正常。但患儿仍有贫血，且患儿母亲乳汁少，故继续给患儿母亲服药，患儿间接服药。

辨证（患儿母亲）：气血两虚证。

方药：六君子汤合当归补血汤。

人参10g，炒白术15g，茯苓50g，炙甘草10g，当归15g，陈皮10g，炙黄芪40g，白芍10g，土茯苓20g，柴胡10g，茵陈30g。14剂。

煎服方法：每剂药，水煎两次，共取汁300mL，日1剂，分2次服用。

随访：3个月后随访，患儿肝功能完全正常，皮肤有光泽，黄染退去。10个月后随访（2020年3月17日），血红蛋白从81g/L升到115g/L，体重为8kg，患儿完全恢复正常。

【传承心得体会】

本案特点：①西医诊断明确：根据患者症状、体征及理化检查结果，新生儿胆汁淤积性肝病诊断明确。②重症患儿：早产儿，极低体重，经过西医系统治疗73天后，肝功能主要指标谷丙转氨酶（ALT）、谷草转氨酶（AST）、总胆红素（TBIL）仍升高达3倍以上；直接胆红素（DBIL）高于正常值20倍以上，属于危重病例。出院建议根据病情择期进行肝移植，基本处于西医放弃治疗的阶段。③母子联合用药法：中医辨证为湿热瘀阻，给予患儿服中药8剂，服药期间，日渐好转；此后，患儿母亲先后服药21剂，患儿间接服药，TBIL、DBIL、ALT、AST等指标逐渐恢复正常，最终获得痊愈。④中医药优势：简便验廉的中医药传统特色疗法可解决患儿的大病、重病，使患儿起死回生，免于手术、免于不良预后。

通过跟诊，深刻体会到中医治大病、治急危重症依然是可行的，极大地增强了我们学好中医、用好中医的自信。退黄方作用药味不多，关键是辨证准、用药准。药不在多少贵贱，唯在于辨证用药准确，方证对应。与以往的除湿退黄方剂及药物比较，本方最大的特色是天花粉的使用。方中天花粉的选用与众不同。为此，我们查阅了文献，根据文献检索的结果，在药物选择上，除杨德明主任医师提到天花粉善治黄疸外，鲜有选择天花粉治疗黄疸者。天花粉，苦、微甘，性寒。具有清热生津、消肿排脓之功效。在《中药学》教材中未提及其治疗黄疸的作用。赵老祖传经验显示，天花粉能够消除肝胆之蕴毒，配伍茵陈、栀子除湿利胆，从而达到治愈本病之目的。为此，我们学到了书本上没有的知识，可见跟诊有多么重要。

母子同治法是本案例的另一个特色，老师跟我们讲，在其祖父、父亲行医的时候，都有过母子同治治疗新生儿疾病的案例，这次我们亲自见证了该疗法的效果。后期，随着患儿母乳喂养量的增加，结合母亲的辨证治疗情况，给母亲服药，患儿间接服药，从补肾阴及气血双补的角度，兼顾除湿退黄进行治疗，患儿体质明显增强，贫血状况得到改善，验证了“治母救子”理论，这样的治疗方式为小儿病的治疗提供了新的途径。近日，又一名患儿黄疸，西医建议肝移植，经赵老选用本方治疗已经明显好转，显示了中医治疗本病的优势，再次证实了小药治大病。

综上，本案启示我们，多跟诊、多临床，继承名家经验，并与中医理论融会贯通，灵活运用，精准辨证与精准用药相结合，便可解决临床疑难杂症。

参考文献

【1】杨媛 . 天花粉善治黄疸［J］. 中医杂志，2006，47（9）：651.

【2】施钰娟 . 母子并治治疗胎黄湿热内蕴型疗效观察［D］. 福州：福建中医学院，2009.

第二节　金银花汤治愈急性阑尾炎免于手术案

姓名：王某。性别：男。年龄：19 周岁。在校学生。

诊治医师：熊丽辉。

初诊（2019 年 1 月 6 日）

主诉：腹痛 2 天。

现病史：患者因昨日晚餐过食凉饺子及喝饮料，继之出现腹痛，呕吐 1 次，呕吐物清稀，色黄如胆汁，排深褐色便（类似黑便）1 次，量不多，自觉曾恶寒，当时未测体温，未用药物治疗。今晨仍腹痛较剧烈，未再呕吐，遂来就诊。

刻下症：腹痛，恶寒，恶心，平时大便正常，饮食尚可。

既往史：健康。

过敏史：青霉素过敏。

查体：麦氏点压痛（+），无反跳痛；舌红，舌苔根部剥落，脉沉数无力，右手关部沉取滑实，体温 36.5℃，苔根部剥苔，血压 100/70mmHg。

辅助检查：血常规示白细胞 16.24×10^9/L ↑，中性粒细胞计数 14.49×10^9/L ↑，升高明显。阑尾超声示阑尾内径 0.54cm。

西医诊断：急性阑尾炎。

中医诊断：肠痈初中期（食积化热）。

治法：清热除湿，消痈解毒。

方药：金银花汤。

当归 50g，金银花 60g，地榆 30g，玄参 20g，麦冬 20g，黄芩 20g，生薏苡仁 20g，甘草 10g。4 剂。

煎服方法：开水冲服，每天 1 剂，分 4 次服用。

调护：半流质饮食，饮食物保持清淡。如病情有变化，随时前来就诊。

二诊（2019 年 1 月 11 日）

症状：服药 2 天后，电话随访，患者未再出现呕吐，腹痛逐渐减轻，无恶心，偶有胃痛。服上方 4 天后，无不适。

查体：右手脉象关部滑实（可能有慢性阑尾炎）。

复查血常规，白细胞 5.05×10^9/L，基本恢复正常，中性粒细胞计数 2.44×10^9/L，临床治愈。可免于手术。

为防止复发，继服治疗慢性阑尾炎方药 7 天。

方药：红藤汤。

红藤 50g，忍冬藤 50g，败酱草 40g，生薏苡仁 30g，冬瓜子 15g，金银花 25g，紫花地丁 25g，丹参 20g，桃仁 15g，连翘 15g，乳香 10g，没药 10g，甘草 10g。共 7 剂。

煎服方法：开水冲服，1 日 1 剂，早晚饭后 1 小时服用。

随访：1 个月后微信随访，患者放假回家未再出现不适。

【师徒评案】

学生： 患者第一次服药后，腹痛减轻，出现胃痛，可能是药凉导致的，这个方还继续服吗？还是需要调整？

老师： 由于有的人可能脾胃虚弱，药性凉会胃痛，所以一般我们先开 4 剂，如果明显减轻就可以换方；也可以适当加点干姜之类的；急性期的这个方一般最多用 1 周，停药后胃痛都会缓解，告诉患者不必紧张，放松心情更有利于疾病治疗。

学生： 老师，近期我又接诊了一个急性阑尾炎患者，白细胞高，患者拒绝手术，服此方 4 剂后，腹痛减轻，发热减轻。由于患者继续工作，没有休息，导致仍有轻微腹痛、低热，此时应该怎么办？继续服这个方，还是红藤汤？

老师： 服药 4 剂后症状有减轻，说明是对症的，仍有低热及腹痛，应该是余热未尽，热毒被包裹，此时，应该加活血的药物，促进余热的去除，加用桃仁、薏苡仁、冬瓜仁等以透热排毒。

学生： 老师，此类患者治愈后，有没有复发的可能？如何注意？

老师： 阑尾炎和其他疾病不同，治愈后不容易复发。但也要嘱咐患者，不要暴饮暴食，防止再次患此病。

【传承心得体会】

急性阑尾炎是临床外科常见急腹症，容易导致穿孔而发生急性腹膜炎，较为危险。一般临床出现阑尾水肿时，应采取手术切除阑尾的方法治疗，目前有腹腔镜切除手术，切口小。手术后容易发生术后尿储留、术后粘连等并发症。

本患者为19岁青壮年男性，西医诊断明确。中医诊断为肠痈，食积化热。经与外科沟通，建议住院治疗并必要时进行手术，但患者拒绝手术。我在跟随赵老出诊过程中，见过很多例急性阑尾炎患者，经纯中药治疗大都能免于手术，获得了很好的疗效。因为亲历所以有底气，针对此患者，本人大胆采用赵老的方法，纯中药治疗，使患者获得痊愈。

本病例疗效好的原因在于病机明确，组方精当。此证病机为暴饮暴食，过食生冷以致脾胃受损，肠道功能失常，传导失司，肠道中糟粕积滞，郁而化热化湿，肠道中气血运行受阻，气血壅滞而化痈，故选用金银花、连翘、地丁等清热解毒，以去除肠中湿邪热毒；由于起病急，故药量比常规量要大，使药直达病所，药量大是本方的一大特点。《诸病源候论》说："肠痈者……在于肠中，遇热加之，气血蕴积，积聚成痈，热积不散，血肉腐败，化而成脓。"因此治疗应该以清热解毒、散结消痈、通肠道为主，兼以活血行气、除湿。二诊重点治疗慢性阑尾炎，红藤、败酱草均为治疗肠痈的要药，因此第二次方药以红藤为主药清热解毒，散结消痈，去瘀血，通肠道；地榆凉血除热；玄参、麦冬滋阴；黄芩、薏苡仁、冬瓜子除湿行气以通腑；甘草补气健脾，缓急止痛，调和诸药；丹参、桃仁活血化瘀；为防止损伤气血用当归以补血活血，达到治愈之目的。

赵老的方剂切中要害，配伍精当，用之临床，每每获效，使患者可以免于手术，体现了中医治急证的优势。

第三节　当归龙荟汤治愈视网膜裂孔重见光明案

姓名：张某。性别：女。年龄：51岁。

初诊（2019年8月1日）

主诉：右眼失明60天。

现病史：60天前无明显诱因出现右眼失明，曾于吉大一院、吉林大学白求恩第二医院（以下简称吉大二院）、北京同仁医院、南京中医药大学附属第一医院就诊，明确诊断为视网膜裂孔，玻璃体积血；均建议手术治疗。因患者拒绝手术，经人介绍来赵老门诊就诊。

刻下症：右眼失明，口苦，便秘，睡眠尚可，舌红苔黄，脉弦滑数。

西医诊断：视网膜裂孔，玻璃体积血。

中医诊断：暴盲症（肝火上炎证）。

治法：疏肝解郁，清肝明目。

方药：当归龙荟汤。

当归 15g，龙胆草 10g，芦荟 3g，木香 5g，青黛 3g（冲），栀子 15g，大黄 5g，黄连 10g，黄柏 10g，黄芩 10g。7 剂。

煎服方法：每剂药，水煎两次，共取汁 300mL，日 1 剂，每次 150mL。

二诊（2019 年 8 月 8 日）

症状：服上方两天，视物有光感，服药 7 天后右眼视物可见轮廓，晨起口苦，便秘明显减轻，舌红苔黄，脉弦滑数。

方药：当归龙荟汤。

当归 15g，龙胆草 10g，芦荟 3g，木香 5g，青黛 3g（冲），栀子 15g，大黄 5g，黄连 10g，黄柏 10g，黄芩 10g。14 剂。

煎服方法：每剂药，水煎两次，共取汁 300mL，日 1 剂，每次 150mL。

三诊（2019 年 8 月 22 日）

症状：服上方后，视物好转，眼前时有黑蒙感，稍有口苦，视物右侧后方视野偏盲，舌红苔黄，脉弦滑数。

方药：当归龙荟汤。

当归 15g，龙胆草 10g，芦荟 3g，木香 5g，青黛 3g（冲），栀子 15g，大黄 5g，黄连 10g，黄柏 10g，黄芩 10g，红藤 15g，茵陈 30g。7 剂。

煎服方法：每剂药，水煎两次，共取汁 300mL，日 1 剂，每次 150mL。

四诊（2019 年 8 月 29 日）

症状：服上方后，右眼视野扩大，但仍有盲区，舌红苔黄，脉弦滑数。

方药：视网膜脱落方。

枸杞子 15g，丹参 15g，茯苓 12g，菊花 12g，柴胡 10g，车前子 10g，

泽泻10g，黄芩10g，黄连10g，黄柏9g，大黄5g，甘草6g。14剂。

煎服方法：每剂药，水煎两次，共取汁300mL，日1剂，每次150mL。

五诊（2019年9月22日）

症状：服上方，视野继续扩大，但仍有盲区，舌红苔黄，脉弦滑数。

方药：化瘀清散汤合当归龙荟汤。

丹参15g，红花15g，地龙15g，牡丹皮15g，赤芍15g，柴胡10g，葛根15g，桑枝15g，薄荷10g，菊花15g，当归15g，龙胆草10g，芦荟3g，木香5g，青黛3g（冲），栀子15g，大黄5g，黄连10g，黄柏10g，黄芩10g。7剂。

煎服方法：每剂药，水煎两次，共取汁300mL，日1剂，每次150mL。

六诊（2019年9月29日）

症状：视物时有模糊，可以开车，恶心，大便正常，舌红苔白，脉弦滑。

方药：上方加砂仁10g，苏叶10g。7剂。

煎服方法：每剂药，水煎两次，共取汁300mL，日1剂，每次150mL。

七诊（2019年10月5日）

症状：双眼略模糊，恶心消失。脉弦滑。

方药：继续服用上方7剂。

煎服方法：每剂药，水煎两次，共取汁300mL，日1剂，每次150mL。

八诊（2020年3月17日）

回访，患者痊愈，视力正常，没有再服用任何药物。

【师徒评案】

学生：老师，这个医案，开始您用了当归龙荟汤，之后您又用了视网膜脱落方，最后又用了化瘀清散汤合当归龙荟汤，这三个方剂的侧重点有何不同？

老师：这个患者来的时候脉是内有郁热、肝郁化火之弦脉。当归龙荟丸（汤）是刘河间最早提出来的，这个患者是肝经郁热、肝郁化火引起的视物模糊，甚则失明。如果有头痛剧烈，眼睛视物如有膜，脉弦等，大多可使用当归龙荟汤。本病例患者口服当归龙荟汤3天，虽然仍有视物不清，但已经能够看见手指，初见疗效，说明方证相应，治疗正确。视网膜脱落方也治疗肝郁化火引起的视物不清，但其力量逊于当归龙荟汤，用于治疗肝火不太严重的情况，所以在应用当归龙荟汤之后使用该方。化瘀清散汤合当归龙荟汤联合使用，除了疏肝明目外，又增加了化瘀清热的作用，所以三个方剂是不同的。

学生：二诊出现口苦是什么原因呢？

老师：这是由于肝火过旺，胆汁上逆导致的，所以加红藤和茵陈，红藤具有清热解毒之功效，茵陈具有清利湿热、疏肝利胆之功，临床上发现这几味药治疗胆汁上逆的口苦效果显著。

学生：视网膜裂孔这个疾病，从中医的角度讲，其病因是什么呢？

老师：本病的病因一般有三个方面：分别与家族遗传、情绪、饮食等有关系。这个患者的母亲失明，两个兄弟都有高血压、冠心病，这些疾病均与动脉硬化相关。结合患者平时工作压力大，容易有情绪紧张的情况，所以，这个患者发病与遗传和情绪有密切关系。

学生：老师，第六诊为什么加了砂仁和苏叶？

老师：患者因为胃部不适，出现了胃胀和恶心的症状，所以加苏叶和砂仁，以和胃降逆。

学生：老师，加砂仁和苏叶是对症治疗吧？如果临床上出现较多的兼症，加较多的药物，会不会影响疗效？

老师：如果患者出现兼症多的话，还是要分清楚主要矛盾和次要矛盾，有一些兼症，不是主要的，可以暂不考虑加药。所以，我们中医看病必须遵循整体观念，辨证论治。从整体上看哪个是主要矛盾，主要问题解决了，次要问题可能都会迎刃而解。就比如说，临床上有的患者是失眠，可是通过摸脉，判断其关键病机是食积，采用保和汤治疗以消食导滞，结果失眠也好了。

学生：老师，您用保和汤治疗胃病，睡眠好了，为什么呢？

老师：在《素问·逆调论》中就有“胃不和则卧不安”的记载。因为饮食不节，胃肠受损，宿食停滞，痰热内蕴，壅遏于胃中，痰热上扰心神，使之心神不守而失眠。一般这种患者会有胃胀、打嗝、口气重、大便多数偏干、口干等症，也有很多睡眠差的甚至失眠，应用保和汤无需加安神的中药即可痊愈。

学生：老师，初次脉象弦滑数，是化瘀为主还是清热为主，还是化瘀清热兼顾，怎样取舍？

老师：这个患者是以清热为主，患者的症状是肝郁化火引起的，所以处方里面有清肝的龙胆草、青黛等药。脉显示是以血瘀为主就用化瘀清散汤，脉显示以热为主就用当归龙荟汤，脉显示有瘀又有热的就两个方合一起用，也就是说，要以脉象为主辨证，决定取舍。

学生：患者后来用了化瘀清散汤合当归龙荟汤，脉还是弦滑数，这是为什么呢？

老师：看病主要体会脉，这个脉弦滑数，摸上去一定细细地去体会以哪种脉为主，之前因为是热大于瘀，脉摸上去是以滑数为主，后来热清下去一些，脉以弦为主，所以合用了化瘀清散汤。

学生：老师，中间为什么用了视网膜脱落方？

老师：视网膜脱落方比当归龙荟汤的清热力量轻，之前是热重，后来热清下去一些，故改用此方。之后的第五诊为什么又不用了？那是觉得清热的力量还是不够，还是继续使用当归龙荟汤。临床上出现热重的数脉或者洪大脉会掩盖其他的脉，等热退了，其他脉就会表现出来。

学生：老师，这个方用药少，疗效很神奇，请问您还用这个方治疗过其他病吗？

老师：不应该说是“什么病”，中医主要还是辨证。只要脉弦数或者弦滑数的，辨证是肝郁化火者都可以使用。这样的患者大便一般是干的。方中有泻下的药物，可以加炒白术、炒薏苡仁防止泻下太过。

学生：老师，用这个方子，素体体质偏弱的可以使用吗？

老师：肝郁化火证不在于年龄大小，只要是当下患者的脉和症状符合都可以使用本方。如果素体体质弱，热退之后脉是有变化的，到时候根据脉调整用方。临床上看病需要注意的是小儿不可过泻。

【传承心得体会】

视网膜裂孔、玻璃体积血是常见的致盲眼病。本病例西医明确诊断为视网膜裂孔、玻璃体积血，给予的方案是尽快手术治疗，属于急危病例；本病常表现为暴盲，由内有郁热、肝郁化火所致，具有起病急、进展快的特点。赵老通过中医中药治疗获得痊愈，降低了手术的风险和患者的经济负担。临床上视网膜裂孔病尚未见有使用纯中药治愈的案例，本案例的治愈，为中医药治疗该病提供了思路，具有借鉴意义。

赵老治疗本病用药精，见效快，多获痊愈。从本病历的跟师分析得知，老师从整体出发，善于以脉辨证，抓主要矛盾，而不是出现什么症状加什么药。辨证方面，切不可跟着患者的描述失去判断力，应以脉为主，四诊合参，准确辨证。对脉象的体会很重要，临床上出现代表热象的数脉或者洪大脉会掩盖其他脉，这是需要注意的。通过跟诊，我深知摸脉的重要性，这坚定了我用心体会脉象的信心和决心。

第四节　分阶段治疗迁延性乳痈免于手术案

姓名：梁某。性别：女。年龄：32岁。

初诊（2020年1月9日）

主诉：左侧乳房红肿疼痛3个月。

现病史：3个月前自觉左侧乳房疼痛，于南京市中西医结合医院就诊，经过检查，诊断为“浆细胞性乳腺炎”。给予中药口服（具体药物不详），未见明显缓解，且红肿疼痛加重。建议手术。为求保守治疗，多方打听，前来赵继福名老中医门诊就诊。

刻下症：左侧乳房4～5点钟，红肿，红晕范围在5cm左右，质硬，疼痛拒按，局部皮温升高，发热（未超过38℃），形体肥胖，舌质红，苔黄腻，脉洪数。

西医诊断：浆细胞性乳腺炎。

中医诊断：乳痈（热毒炽盛证）。

治法：清热解毒，托里透脓。

方药：瓜蒌牛蒡汤。

瓜蒌仁15g，牛蒡子15g，栀子15g，连翘15g，天花粉15g，柴胡15g，黄芩15g，金银花25g，陈皮10g，青皮10g，甘草10g，蒲公英50g，漏芦20g，王不留行25g。3剂。

煎服方法：每剂药，水煎两次，共取汁300mL，日1剂，每次150mL。

二诊（2020年1月12日）

症状：服上方后，患处疼痛消失，仍可见红肿，局部皮温增高，发热，体温37.4℃，舌质红，苔薄黄，脉数。

方药：上方继续服用7剂。

三诊（2020年1月18日）

症状：服药后，自觉局部有波动感，未破溃，红肿，皮温略高于正常，质软。

方药：仙方活命饮。

金银花50g，天花粉20g，当归15g，赤芍15g，浙贝母15g，白芷15g，甲珠10g，皂角刺15g，乳香10g，没药10g，防风10g，陈皮10g，甘草10g。2剂。

煎服方法：每剂药，水冲服，共取汁300mL，日1剂，每次150mL。

四诊（2020年1月20日）

症状：服上方后，波动感明显，仍未破溃。

方药：

1. 仙方活命饮

继服2剂。若破溃则停用此方，服用2方。

煎服方法：先服，每剂药，水冲服，共取汁300mL，日1剂，每次150mL。

2. 四妙勇安汤加减

黄芪50g，金银花25g，蒲公英25g，当归15g，白芷15g，白芍15g，赤芍 15g，甘草 10g。6 剂。

煎服方法：后服，每剂药，水冲服，共取汁 300mL，日 1 剂，每次 150mL。

电话随诊

患者开药后，在返程途中，未经服药，左侧乳房患处破溃。

故遵医嘱，直接服用方 2。服后，患处由黄脓渐转为清水，但不收口。患者电话咨询，医生远程开方。

方药：十全大补汤。

人参 15g，白术 15g，茯苓 15g，甘草 10g，熟地黄 15g，当归 15g，川芎 10g，白芍 15g，黄芪 25g，肉桂 10g。日半剂，水煎，中午加服。

服药后，患处逐渐好转。10 剂药后，左侧乳房恢复正常，无红肿，无压痛，表皮化为棕褐色瘢痕，此病痊愈。此后因月经不调，前来就诊时，患者自述，进行乳腺彩超检查，未见明显异常。触诊显示局部柔软无异常。

五诊（2020 年 4 月 6 日）

症状：患者乳房已经痊愈，乳房可触及小结节，表面可触及瘢痕组织。现月经 2 个月未至，自觉晚上 6 ～ 7 点出现身热症状，舌淡红，苔薄，脉沉略滑数。

处方：小营煎。

熟地黄 25g，当归 20g，白芍 15g，山药 40g，枸杞子 25g，阿胶 20g，女贞子 15g，杜仲 15g，牛膝 15g，鸡血藤 50g。7 剂。

煎服方法：每剂药，水冲服，共取汁 300mL，日 1 剂，每次 150mL。

六诊（2020 年 4 月 13 日）

症状：上方服用 3 剂后，月经来潮，经量、色、质均正常，舌淡红，苔薄，脉沉略滑数。

处方：继服上方。7 剂。

煎服方法：每剂药，水冲服，共取汁 300mL，日 1 剂，每次 150mL。

七诊（2020 年 4 月 20 日）

症状：左侧乳房结节变小。月经正常，舌质淡红，苔薄，脉缓，睡眠尚可，大小便正常。

处方：归脾汤加柴胡、青皮、川楝子。

人参 15g，黄芪 20g，白术 15g，茯神 30g，桂圆肉 15g，木香 5g，炙甘草 10g，大枣 10g，生姜 10g，酸枣仁 25g，当归 30g，远志 15g，柴胡 10g，青皮 10g，川楝子 10g。10 剂。

煎服方法：每剂药，水冲服，共取汁 300mL，日 1 剂，每次 150mL。

随访：患者服药后连续两个月经周期均正常，乳房无结节，表面可触及瘢痕，彩超检查未见异常回声。

【师徒评案】

学生：老师，您在治疗乳腺炎时各个期都怎么去区分？怎么治疗？

老师：一般分三个期。第一期淤乳期：乳汁淤积，堆积出不来。西医诊断为乳腺炎，表现的症状为红肿热痛，偶有发热。淤乳期是最早期，使用瓜蒌牛蒡汤治疗。该患者之前治疗数月，未见效果。使用瓜蒌牛蒡汤后有效，发热及红肿热痛的症状均减轻，之后酿成脓。第二期酿脓期：此时要用仙方活命饮，这个方子的特点是有脓可以排出去，无脓也可消肿。当时开了 2 剂，但脓未排出来，考虑为量不足，就又开了 2 剂，结果，患者在回家的路上就排出来了，剩下的药也就不吃了。第三期溃后期：主要应用四妙勇安汤补气养血，清热解毒，把里面污浊之物排出来。但服后不收口，患者气血不足，药力不足，继服十全大补汤后，就收口了。

学生：选择仙方活命饮的标准是患处有波动感吗？

老师：是患处触诊感觉脓已酿成。仙方活命饮是治疗疮疡类疾病非常好的方子，其中甲珠、皂角刺很关键，能通行经络，透脓溃坚，所以这个方子应用的主要目的是溃坚透脓，让已经成的脓尽快排出来，脓一旦出来了，这个方子就可以停了。

学生：患者月经未来潮，跟乳腺炎有关系吗？

老师：患者患乳腺炎时间较长，服药时间也较长，病情迁延日久，导致气血不足；加之该患者产后调护不当，所以，不来月经和气血不足、肾虚都有关。

学生：这么严重的乳腺炎，是怎么得的？应该如何预防呢？

老师：这种就是哺乳期的时候得的，当时没有治好，留下病根儿。这个患者是治疗了好几年，反反复复，所以导致目前病情这么严重。如果当时哺乳期得的时候及时治疗，则很快能治好。

学生：患者形体肥胖，一般肥胖者多痰湿，而且本患者脉沉略滑，为什么后期出现月经不调时，用小营煎呢？

老师：患者是很胖，但由于用了好多的活血药、清热解毒药，容易导致气血不足，所以不来月经，我是基于这种考虑，所以用补益气血的药物后，月经就正常了。

【传承心得体会】

本案特点：①患者为青年女性，中西医诊断明确。②乳痈迁延日久不愈，西医建议手术治疗。③中医辨证，分解毒散结、溃坚透脓、补血活血、气血双补四个阶段进行治疗，获得痊愈。④纯中医中药治疗，使患者免于手术，节省资源，免受痛苦，证实了中医治疗急症、难证的巨大优势。

浆细胞性乳腺炎是一种慢性非细菌感染性疾病，占乳腺良性疾病的1.41%～5.36%，是由于各种原因引起乳腺导管不规则扩张，导管内分泌物积聚、堵塞，从而导致出现自身免疫反应的免疫性疾病。常存在局部皮肤发红、疼痛、乳头溢液等，后期有脓肿形成，反复破溃易出现瘘管，使疾病经久难愈，甚至迁延数年，严重影响患者生活质量，临床处理甚是棘手，无特效治疗方法。本病好发于非哺乳期，近年来，发病率呈上升趋势。西医学主要采用手术联合抗生素治疗，但手术治疗容易导致瘢痕产生，影响乳房外观。如若病灶切除不彻底，极易复发。

该患者治疗数月，历经国内多家医院治疗，无明显效果，且多个医院均给出手术治疗的建议。患者为求保守治疗，几经辗转来到赵老门诊。赵老详细检查，确认虽已发病数月，但仍未成脓，为初起期。遂赵老按照病情的发展逐期治疗。治疗此患乳腺炎，前后用了四首方剂。初起期、成脓期、溃后期，甄别准确，用方精良。在溃后期时，先应用四妙勇安汤加减，补气养血，清热解毒，把里面污浊之物排出来。但服后不收口，赵老判断患者为产后及长时间乳腺疾病导致的气血不足严重，补气养血的药力不足，于是加服十全大补汤，服后就收口了。在整个治疗过程中，赵老思路清晰，用药准确，让患者及学生赞叹不已，心悦诚服。

此案结束之时，作为学生，不禁会想，患者来赵老门诊就诊之初，已治疗数月，红肿热痛症状表现明显，很容易会判断出是初起期。乳痈的治疗，无论是医之大家，还是无名小辈，多会遵循乳痈的病程发展，进行分期治疗，但为何本患者数月未效，而在经过赵老几首方剂之后，就快速痊愈呢？翻阅众多书籍，小有心得。对于乳痈的治疗，应分期治疗，虽初起都以清热解毒为治疗的指导思路，但各位医家选方用药有所差别。赵老选用瓜蒌牛蒡汤作为主方进行加减，患者服后，很快进入成脓期。对于一种疾病的治疗，在辨证准确的基础上，选方用药不同，治疗的预后也不同。所以，中医治疗疾病，方向对了，要想见效迅速，一定要正中靶心才会立竿见影。

第五节　纯中药治疗自发性气胸免于胸腔引流案

姓名：徐某。性别：男。年龄：21 岁。

初诊（2018 年 2 月 11 日）

主诉：胸痛、胸闷半个月。

现病史：患者缘于半个月前无明显诱因出现左侧胸痛，呈针刺样，不能自行缓解，伴胸闷，就诊于延边大学附属医院，行胸部 DR 检查示左侧气胸。建议住院行胸腔闭式引流。患者拒绝住院治疗，自行口服止痛、解痉平喘药物对症治疗，症状未见明显改善，遂就诊于赵继福教授门诊以寻求中医治疗。

刻下症：胸痛，呈针刺样，不能自行缓解，需口服止痛药物治疗，胸闷，偶有咳嗽、咳痰，咳少量白痰，易咯出，饮食、睡眠差，二便如常，舌淡红，苔薄白，脉沉弱。

西医诊断：气胸。

中医诊断：喘证（心肺两虚证）。

治法：益气滋阴，活血化瘀。

方药：生脉散加减。

人参10g，麦冬15g，五味子10g，炮附子8g（先煎），桂枝15g，丹参50g，黄芪25g，当归25g，远志15g，菟丝子20g，麻黄10g，杏仁15g，桔梗20g，桃仁20g，赤芍15g，红花10g，炒白术20g，香附15g，蒲公英30g，地丁15g。15剂。

煎服方法：每剂药，水煎两次，共取汁300mL，日1剂，早晚分服。

二诊（2018年3月4日）

症状：经治疗，患者胸闷、胸痛症状明显缓解，呈间断性，不需要口服止痛药物治疗，偶有咳嗽、咳痰，咳少量白痰，易咯出，胃痛，反酸，睡眠差，二便如常，舌淡红，苔薄白，脉弦细。复查肺部CT示双上肺多发肺大疱。

1. 自拟消食汤

方药：人参15g，白术15g，茯苓15g，神曲15g，炒麦芽20g，陈皮15g，竹茹15g，厚朴15g，豆蔻15g，香附15g，青皮10g，甘草10g。5剂。

煎服方法：免煎颗粒，每次1袋，每日2次，早晚开水冲服。

2. 八珍汤合小柴胡汤

方药：人参15g，白术15g，茯苓15g，甘草10g，当归20g，白芍20g，川芎10g，熟地黄25g，香附15g，浙贝母10g，柴胡10g，黄芩10g，麦冬15g，五味子10g，半夏10g，大枣20g，生姜10g，桔梗20g。20剂。

煎服方法：每剂药，水煎两次，共取汁300mL，日1剂，早晚分服。

先服方药1，5天后再服方药2。

三诊（2018年5月12日）

症状：患者胸闷症状明显缓解，仍有间断性的胸痛，无咳嗽、咳痰，胃痛，反酸减轻，睡眠尚可，二便如常，舌淡红，苔薄白，脉弦细。

1. 血府逐瘀汤

方药：当归15g，生地黄50g，桃仁20g，红花10g，枳壳10g，赤芍

20g，柴胡15g，甘草10g，桔梗15g，川芎15g，牛膝20g，蒲黄10g，灵脂10g。7剂。

煎服方法：免煎颗粒，每次1袋，每日2次，早晚开水冲服。

2. 气滞伤食方

黄连10g，豆蔻10g，青皮10g，香附10g，陈皮15g，炒白术10g，枳实10g，苍术15g，猪苓10g，泽泻10g，赤茯苓10g，瓜蒌仁10g，槟榔10g，砂仁15g，莱菔子15g，神曲15g，麦芽15g，黄芩10g，厚朴5g，甘草5g。4剂。

煎服方法：免煎颗粒，每次1袋，每日2次，早晚开水冲服。

先服方药1，7天后再服方药2。

四诊（2018年7月1日）

症状：患者无不适症状。舌淡红，苔薄白，脉细。复查肺CT示肺心未见异常。

方药：沙参20g，麦冬15g，知母20g，川贝母10g，人参10g，炒山药30g，瓜蒌20g，橘红15g，竹茹15g。5剂。

煎服方法：免煎颗粒，每次1袋，每日2次，早晚开水冲服。

【师徒评案】

学生：老师，对于气胸，西医除了手术或者胸腔闭式引流，没有很好的方法，在中医治疗方面，您的临证思路是什么？

老师：这个患者有气胸的家族史。他的妈妈因为多次发生自发性气胸，经常行胸腔闭式引流，后来因为无法再行胸腔闭式引流而寻求中医治疗，经中医治疗效果非常好。所以这次她的儿子发生气胸，就第一时间寻求中医治疗。我当时摸他的脉是沉细无力的，属于典型的心气虚，肺气不足。我选用的是生脉散加麻黄、杏仁、桔梗。疼痛加桃仁、红花这类活血祛瘀的药物，再随症加减。患者服药7天后，效果特别好，我心里也更加有了底气。此后，自发性气胸这个病，我多数都选用生脉散加减，按着这个思路治疗，临床疗效特别好。

学生：老师，这个患者用本方疗效显著，真是太令人惊讶了，以前从来没想过纯中药还可以治疗这类重证，既然效果明显，这次为什么要换方子呢？您是从哪方面考虑的呢？

老师：这个患者来的时候病情特别严重，西医说必须手术，我们用中药治疗 2 周后复查气胸消失了。西医医生说从来没见过用中药治疗气胸的，就是手术治疗也不会效果这么快。而这次他主要有胃痛、反酸症状，脉象表现为沉细无力，也显示是虚证，所以我用了自拟消食汤这个方子。同时患者还存在肺气虚，所以选用了八珍汤和小柴胡汤的合剂，以气血双补。

学生：老师，在跟诊过程中，经常看到您用一个方子治疗多种、不同系统疾病，效果往往很神奇，比如生脉散除治疗心脏方面的疾病外，还可以治疗过敏性鼻炎，那我们在临床中，感觉不知道从哪里入手时，是根据患者症状还是脉象来遣方用药呢？

老师：我感觉中医治疗虽然要重视症状，但诊脉也是非常关键的。我在临床诊治中主要还是靠摸脉，症状只是一方面。有一些疾病，患者说了症状，你能判断出这个病该用什么样的思路去治疗。但有的病必须结合脉象，比如说临床我常用的保和汤和气滞伤食方，如果不从脉象上区分，就不能很好地运用这两个方子。前者对应的脉象主要是滑实，后者主要存在弦象。所以摸脉非常关键，很多疾病都是从摸脉上鉴别的。因此，即使不同的疾病，只要脉象相同，就可以采用同一个基础方加减用药，同样会取得很好的疗效。

【传承心得体会】

本案特点：①患者为青年男性；②遗传导致的自发性气胸；③临床发病率不高，西医没有更好的治疗方法；④以纯中医中药辨证治疗获得痊愈，免于手术。自发性气胸，指在无外伤或人为因素情况下，脏层胸膜破裂，或者因靠近肺表面的肺大疱破裂，造成气体进入胸膜腔导致胸腔积气的病理状态，自发性气胸可分为两种类型，即原发性以及继发性。西医学多采用胸腔闭式引流术，其优点是疗效明显、运用成熟。但不足之处在于患者多有多发先天性肺大疱、肺大疱破裂，使症状容易反复发作。另外部分患者治疗时间较长，且治疗过程中有可能存在一定危险，如误伤大血管、重要脏器，造成复张性肺水肿等。还有手术治疗为患者带来沉重的心理以及经济负担，往往使患者十分痛苦。

中医认为肺主气而司呼吸，与肝的疏泄作用一起调节全身气机的升降出入。然而肺为娇脏，易受伐致损，故临床上气胸以虚证为多，当以补养肺脏为重点。来势缓慢，仅觉气短胸闷者，属肺气不足，气虚证，治以补益肺气为主，但应加用调气降逆之品。若反复发作，而且体弱肾虚者，则应加用补肾纳气法。“百病生于气”，肺气虚是自发性气胸发病的基础。反复发作可损伤脾、肾，其为本虚标实之证，在本为肺气亏损，在标为气滞、血瘀、痰浊，虚实夹杂。

本病例基础方选用生脉散，其中人参、黄芪、麦冬、五味子益气滋阴；麻黄、杏仁、桔梗宣肺，止咳平喘；患者胸痛，佐以活血化瘀药物，如桃仁、赤芍、红花、丹参。同时配伍健脾补肾、温阳通脉之药物，如炮附子、桂枝、当归、远志、菟丝子，临床疗效显著。结合该病例的治疗思路，我认为肺气肿和肺大疱的患者亦属于肺气不足，治疗上应该以补肺为主，为今后该类患者的中医治疗提供了新思路。

第六节　纯中药治疗糖尿病坏疽免于截肢案

姓名：刘某。性别：男。年龄：78岁。

初诊（2020年7月11日）

主诉：左侧肢体活动不利2年，加重伴左大趾坏疽10余天。

现病史：患者于2年前无明显诱因出现左侧肢体活动不利，无意识障碍、肢体麻木等症状，遂到当地医院就诊，查头部CT示脑梗死，给予对症治疗后好转，之后患者上述症状反复发作，1年前上述症状再次发作，并出现性格改变，记忆力减退，经治疗后症状逐渐缓解，遗留痴呆，10余天前无明显诱因出现双下肢浮肿，遂口服中药治疗，逐渐出现左足第一趾色黑，并进行性加重，曾前往西医院就诊，建议截肢，为求中医系统治疗来诊。双下肢动脉彩超显示双下肢动脉硬化闭塞症，部分节段狭窄，部分节段闭塞，双小腿皮下软组织水肿。心电图显示 ST–T 改变，请结合临床诊断。

刻下症：精神不振，痴呆，双下肢中度浮肿，左足第一趾色黑，饮食可，夜眠可，大便可，小便失禁，舌质暗，苔黄腻，脉沉弦无力。

西医诊断：糖尿病足（Wagner 4 级）。

中医诊断：脱疽（气虚血瘀证）。

治法：补气养血，化瘀通络。

方药：

1. 鸡血藤 50g，忍冬藤 50g，茯苓 50g，黄芪 50g，丹参 50g，丝瓜络 30g，当归 20g，牡丹皮 15g，赤芍 15g，桃仁 15g，桂枝 20g，三七粉 10g（冲），香附 15g，金银花 30g，水蛭 6g。14 剂，饮片水煎服。

2. 黄芪 50g，熟地黄 25g，人参 15g，白芍 25g，茯苓 20g，当归 15g，川芎 15g，炒白术 15g，肉桂 10g，炙甘草 10g，五味子 15g，远志 15g，陈皮 10g。7 剂，免煎颗粒。

煎服方法：中药饮片，每剂药，水煎两次，共取汁 300mL，日 1 剂，每次 150mL，早晚各 1 次顿服。免煎颗粒药，1 次 1 袋，中午开水冲服。

二诊（2020 年 7 月 25 日）

症状：患者精神不振，痴呆，双下肢中度浮肿，双上肢及面部浮肿，左足第一趾色黑，有腐烂味，饮食可，夜眠可，大便可，小便失禁，舌质暗，苔黄腻，脉浮滑。

查体：血压 140/80mmHg，意识清楚，言语流利，认知功能障碍。

方药：

1. 鸡血藤 50g，忍冬藤 50g，茯苓 50g，黄芪 50g，丹参 50g，丝瓜络 30g，当归 20g，牡丹皮 15g，赤芍 15g，桃仁 15g，桂枝 20g，三七粉 10g（冲），香附 15g，金银花 30g，水蛭 6g。7 剂，饮片水煎服。

2. 栀子 15g，龙胆 15g，黄芩 15g，柴胡 10g，生地黄 50g，通草 10g，当归 50g，炙甘草 15g，金银花 30g，连翘 30g，野菊花 30g，蒲公英 30g，乳香 8g，没药 8g，炒麦芽 25g，石斛 30g，地龙 15g。4 剂，免煎颗粒。

煎服方法：中药饮片，每剂药，水煎两次，共取汁300mL，日1剂，每次150mL，早晚各1次顿服。免煎颗粒药，1袋，开水冲服，每次150mL，中午1次。

三诊（2020年8月1日）

症状：患者精神状态可，痴呆，双下肢轻度浮肿，双上肢及面部浮肿好转，双下肢皮肤色暗有所缓解，左足第一趾色黑有所加重，有腐烂味，饮食可，夜眠可，大便可，小便失禁，舌质暗，苔黄，脉滑数。

查体：血压140/80mmHg，意识清楚，言语流利，认知功能障碍，四肢肌力5级。

方药：

1. 鸡血藤50g，忍冬藤50g，茯苓50g，黄芪50g，丹参50g，丝瓜络30g，当归20g，牡丹皮15g，赤芍15g，桃仁15g，桂枝20g，三七粉10g（冲），香附15g，金银花30g，水蛭6g。20剂，饮片水煎服。

2. 黄芪50g，熟地黄25g，人参15g，白芍25g，茯苓20g，当归15g，川芎15g，炒白术15g，肉桂10g，炙甘草10g，五味子15g，远志15g，陈皮10g。10剂，免煎颗粒。

煎服方法：中药饮片，每剂药，水煎两次，共取汁300mL，日1剂，每次150mL，早晚各1次顿服。免煎颗粒药，1次1袋，中午开水冲服。

四诊（2020年9月10日）

症状：患者精神状态可，痴呆，双下肢轻度浮肿，双上肢及面部浮肿好转，双下肢皮肤色暗有所缓解，左足第一趾色黑，大部分脱痂，可见新鲜肉芽组织，稍有腐烂味，饮食可，夜眠可，二便不知，舌质暗，苔黄，脉滑数。

查体：血压140/80mmHg，意识清楚，言语流利，认知功能障碍，四肢肌力5级。

方药：

1. 生地黄25g，山茱萸15g，炒山药20g，泽泻15g，茯苓25g，牡丹皮15g，知母15g，黄柏10g，炒薏苡仁30g，苍术15g，金银花25g，玄参

40g，当归 20g，炙甘草 30g。30 剂，饮片水煎服。

2. 黄芪 50g，熟地黄 25g，人参 15g，白芍 25g，茯苓 20g，当归 15g，川芎 15g，炒白术 15g，肉桂 10g，炙甘草 10g，五味子 15g，远志 15g，陈皮 10g。15 剂，免煎颗粒。

煎服方法：中药饮片，每剂药，水煎两次，共取汁 300mL，日 1 剂，每次 150mL，早晚各 1 次顿服。免煎颗粒药，1 次 1 袋，中午开水冲服。

五诊（2020 年 10 月 10 日）

症状：患者精神状态好转，痴呆减轻，表现为话语较多，可开玩笑，但记忆力仍差，双下肢无浮肿，双上肢及面部浮肿好转，双下肢皮肤色暗有所缓解，左足第一趾色黑脱痂，重新长出新鲜脚趾肌肉及脚指甲，饮食可，夜眠可，二便不知，舌质暗，苔黄，脉滑数。

查体：血压 140/80mmHg，意识清楚，言语流利，认知功能障碍，四肢肌力 5 级。

方药：

1. 黄芪 50g，人参 15g，丹参 10g，桃仁 10g，红花 10g，三棱 10g，莪术 10g，水蛭 10g，大黄 10g，蒲公英 30g，紫花地丁 15g，土茯苓 15g，泽泻 15g。10 剂。饮片水煎服。

2. 麦冬 20g，五味子 15g，黄芪 50g，熟地黄 25g，人参 15g，白芍 25g，茯苓 20g，当归 15g，川芎 15g，炒白术 15g，肉桂 10g，炙甘草 10g。4 剂，免煎颗粒。

煎服方法：中药饮片，每剂药，水煎两次，共取汁 300mL，日 1 剂，每次 150mL，早晚各 1 次顿服。免煎颗粒药，1 次 1 袋，中午开水冲服。

【师徒评案】

学生：该患者高龄，既有脑梗死、糖尿病、冠心病、高血压、贫血、低蛋白血症，又合并有糖尿病坏疽，对于这样病情复杂的患者，老师选用了补气血、活血化瘀药物，辨证思路是对证（气虚血瘀）治疗，还是对病（坏疽）治疗呢？

老师：对于这个患者，疾病较多，病情较重，急则治其标，当时坏疽特别重，所以当时是对病治疗，但是糖尿病是一种全身性疾病，大病都伴有气血不足，所以我应用了活血化瘀的中药，配合补气养血的药物治疗，效果特别好。这是我治疗的效果最好的坏疽之一了，也得益于家属的配合，在医院住了3个月了吧，现在还在治疗，开始时左侧大脚趾是黑色的，慢慢地指甲都脱落了，脚趾皮肤也干了、萎缩了，随着用药，逐渐地黑色结痂都蜕下去了，里面露出来的皮肤像刚出生小孩的皮肤一样，特别嫩，而且指甲还在逐渐往外长，效果特别好，这种治疗方法还是值得肯定的。

学生：老师，该患者早晚一方、中午一方，是因为患者疾病复杂吧，您在临床上发现这样服用效果好，还是两个方每天一换效果好？

老师：这种服药方法是我自创的，一般是患者病情复杂、病情重时应用，但是大家一定要注意两点，一是患者体质必须好，如果患者体质不好，这么用后患者会不舒服，耐受不了。二是患者必须配合，例如有时我用当归龙荟汤，患者会腹泻得厉害，患者因惧怕不愿用，有这种情况时我们就不能用，用了患者来找咱们也不好办。所以，在应用这种服用方法的时候，一定要注意这两种情况都符合了再用。但是，这种方法治疗疾病效果确实很好，我多用于治疗心脑血管疾病的患者，这类患者大多是血瘀证，而血瘀多兼有气滞，我一般都是早晚服用活血化瘀药，比如化瘀清散汤，中午服用理气药物，用我自拟的气滞伤食方。据我临床观察，如果把二者合在一起服用，效果就没有这么服用效果好。每天一个方子换着服用，我也用过，但用完之后发现效果也不如这么服用效果好。

学生：老师，该患者现坏疽好转，您打算用什么方法善后呢？需要长期服用中药吗？

老师：该患者目前看效果已经特别好了，但是中药还得吃一段时间，因为该患者有糖尿病，其为全身性疾病，这个病不治好，慢慢地还会有其他疾病发生，如心脑血管疾病、坏疽等，下一步应以治疗糖尿病为主，一般治疗糖尿病我多用益气养阴的药物，所以还得继续服用中药调理。

【传承心得体会】

本案特点：①外病内治：该患者右足大趾坏疽，采用外病内治之法，最终痊愈。②疾病复杂：对于疾病复杂的患者，应抓住主要矛盾，逐个攻破。③经方优势：经方指的是《黄帝内经》《金匮要略》《伤寒论》中所载之方，方药简单，效用宏大，该病例选用桂枝茯苓丸加减治疗坏疽，疗效显著。④重视预后：中医讲究“未病先防，已病防变”“治病求本”“防止复发”；大毒治病，十去其六；常毒治病，十去其七；小毒治病，十去其八；无毒治病，十去其九。谷肉果菜，食养尽之。无使过之，伤其正也。不尽，行复如法。故预后非常关键。⑤独特的服药方法：赵老自创的服药方法，即早晚一个方，中午一个方，对于疾病复杂、病情重的患者疗效显著，同时也对患者体质有要求，患者配合亦很关键。

该患者为老年男性，是糖尿病导致的坏疽，既往有高血压、脑梗死、血管性痴呆，病情复杂。赵老善于抓住疾病的主要矛盾，对于该患者而言，坏疽为主要矛盾，是糖尿病导致了患者四肢末梢病变，出现脚趾坏疽，若失治误治，可导致疾病进行性加重，出现其他脚趾坏疽，继而变为左足坏疽，不能走路，影响患者生活质量；同时坏疽会加重身体的气血不足，二者相互影响，促使机体机能逐渐走向衰落。所以此时治疗坏疽为重中之重。

赵老根据多年临床经验，将坏疽分为湿毒浸淫、气阴两虚、气血亏虚等证型。根据该患者舌脉表现，考虑为气虚血瘀类湿毒所致，所以选用活血通络的桂枝茯苓汤加减。为兼顾患者气血不足，中午服用人参养荣汤。经治疗2周后，患者症状未见明显改善，反而出现浮肿加重，根据舌脉情况，考虑正气尚充足，赵老更改中午方药为清热利湿解毒中药龙胆泻肝汤加减，早晚仍服用活血解毒药物。患者浮肿缓解，诸症向愈，遂改回原方，守方服用2个月余，患者坏疽好转，已逐渐脱痂、有肉芽生长。考虑患者脑髓失充，将活血解毒改为补肾解毒，中午仍服用补气养血药物，服用1个月后，患者认知有所改善，但肢体坏疽恢复不理想。又更改药物为早晚解毒活血，中午补气养血。

赵老选用经方桂枝茯苓汤加减治疗坏疽，疗效显著。该方源于《金匮要略》，方中以桃仁、牡丹皮活血化瘀；白芍养血和血，亦可去瘀养血，使瘀血去，新血生；加入桂枝，既可温通血脉以助桃仁之力，又可得白芍以调和气血；佐以茯苓之淡渗利湿，寓有湿祛血止之用。综合全方，乃为化瘀生新、调和气血之剂。赵老在原方中加入金银花、忍冬藤以清热解毒，加黄芪以益气，加当归、水蛭、丹参、鸡血藤以增强活血通络之功，加入香附以理气，增强活血之效。但考虑患者高龄，中午加用补气养血药物口服，用此自创服药方法，最终取得满意疗效。

赵老认为中医治病，讲究"穷寇莫追"，邪不必尽除，否则会损伤人体正气，后期应用谷肉果菜调理，使正复邪尽。所以当坏疽明显好转时，赵老果断换方，防止伤正。同时赵老也注重善后，赵老认为若善后不好，疾病仍会反复发作，影响健康。不同疾病善后方法不一，对于该患者，赵老根据疾病发展规律及辨证应用补气养血结合填精益髓的治疗方法，效果满意。因此，我辈应多加努力，多跟随名老中医，学习祛邪的尺度、善后调理的时机及方法。

第七节　急危案系列医话

一、结核性腹膜炎方治愈"冰腹"案

曾经有一个女孩，当时我在长白县医院当院长，这个女孩在长白县中学读书，在我们医院住院，是因为"大便不通、腹胀"来就诊，我们外科主治医生考虑是肠梗阻，准备做手术，结果手术剖腹一看，是"冰腹"，也就是肠严重粘连，最后诊断为"结核性腹膜炎"，没办法继续手术了，遂组织当时有名的西医医生会诊，都认为治不了，就是维持生命。但家里人还是不想放弃，这个患者的姨认识我，就找到我，和我说："赵院长，请您亲自给看看

吧，您就给开个中药方治疗吧，不能看着这个孩子死啊。”我就给出了这个“结核性腹膜炎方”，加大药物剂量，大黄加到20g，后下，吃了1剂大便就通了，继续服中药，后来就完全好了。这个孩子中学毕业后学的中医，毕业后回到长白县马路沟医院工作。我个人体会，治疗结合性腹膜炎必须通腑，达到腹泻的效果，这很关键。

二、人参150g治疗崩漏大出血案

患者女性，36岁，当时这个患者因为月经过多来看病，她严重到什么程度呢，来看病时坐椅子上，血顺着裤脚往下流，裤子都被血浸透了，脸色煞白。门诊大夫着急了，马上找我，和我说：“院长，这个患者大出血太严重了，很危险，咱们治不了，马上送市医院抢救吧。”我和门诊大夫说：“送市医院，路上发生意外怎么办？就在咱们医院治，马上送病房。”然后，我给患者开出“举元煎”，当时人参用到3两，吃了1次，这时候患者血止住了，接着我请市医院妇科主任会诊，诊断就是“崩漏”，继续用药1周，患者出院了，患者非常高兴，给我送来锦旗。所以，我体会中药治疗急症是没有问题的，关键是“辨证准，用药狠”，人参的使用很关键。目前临床上，对于很多患者的崩漏，我还是使用这个方子进行治疗。

三、生脉散加减治疗肺心病全身水肿案

这个案例是当时我在珲春市中医院工作的时候遇到的，有一天，珲春市中医院翟院长给我打电话，说一个“肺心病”患者，病情非常严重，西医没啥办法，看看我这里能不能治？我说可以的，转过来吧。当时我没想到患者那么严重，我一看，患者吸氧、全身浮肿、呼吸困难、紫绀，尤其是阴囊肿大已经如同气球，直径大约得有20cm；西医院已经明确诊断为“肺心病、心力衰竭、呼吸衰竭”，用速尿、强心药等治疗都未见效，水肿日益加重，也不敢再输液了。看过患者后，我给开的是生脉散加味，生脉散加麻黄10g，杏仁15g，桔梗20g，因为阴囊肿大，又加的小茴香10g，茯苓50g，枸杞子

25g，吃了 1 剂药，水肿明显消退，呼吸均匀，没想到好得这么快，后来又服用 2 周，病好了。当时的医生都觉得不可思议，中药怎么能见效这么快。自从接诊这个患者以后，我知道肺心病应该怎么治疗了，现在的肺心病方就是这么来的。

第三章　疑难案例

疑难案例是一系列临床见症多端，病机复杂，患者多久治不愈，治疗棘手的案例。在此整理了赵老临床中治疗高血压、脑血管病、心血管病、长期发热等临床疑难病例，这些疾病经过治疗均获得满意疗效。

第一节　高血压专篇

随着人民生活水平的提高、生活节奏的加快，高血压发病率居高不下，已成为心脑血管疾病的重要危险因素。以血压 140 /90 mmHg 为高血压的诊断标准，2015 年全球约有 11.3 亿高血压患者，其中，成人高血压患病率高达 30% ～ 45%。如今，其患病率仍呈升高趋势，预计至 2025 年全球将有 15 亿高血压患者。截至 2016 年，我国高血压的患病总人数为 2.45 亿，每年与高血压有关的死亡人数约 200 万人；另外，中青年人群高血压发病风险逐年增加，因此，降低高血压的发病，最大限度地减少其对健康的危害，是提高生活质量，维护人群健康，实施“健康中国”战略的重要手段。

高血压早已引起业界人士的广泛关注，在治疗方面，西医以达到理想血压为治疗目标，采用利尿剂、β 受体阻滞剂、钙通道阻滞剂、血管紧张素转化酶抑制剂等单独使用或联合用药治疗，这些降压药物的使用，对降低血压、降低心脑血管事件具有一定的作用，但存在的问题是，由于长期服药，导致患者的依从性较差，会严重影响疗效，且药物的副作用对患者有一定影响，有些患者出现耐药性以至于联合三种降压药依然达不到理想状态等，西医暂时没有更好的办法。对此，中医辨证论治对于高血压的治疗具有优势。高血压属于中医的眩晕病、头痛病范畴，由风、火、痰、虚、瘀等导致风眩内动、痰瘀交阻、气血阻滞、清窍失养而成。其辨证分型主要包括肝阳上亢、肝郁化火、痰湿中阻、瘀阻清窍、肾精不足、肝肾阴虚等，分别采用天麻钩藤饮、丹栀逍遥散、半夏白术天麻汤、通窍活血汤、右归丸、六味地黄丸等进行治疗。中医治疗高血压，以实现阴阳平衡为目标，对减少高血压对身体的损害、减少并发症方面，发挥了无可替代的作用。

赵老临床经验丰富，对高血压的诊治具有独到的见解，赵老认为：高血压总的辨证原则首先是辨别虚实，实证宜攻，虚证宜补；其次是辨别在气在血，调气还是调血。具体而言，赵老临证治疗高血压主要分为以下几种类型。

实证类高血压，首先是肝阳上亢证，辨证要点：患者性情急躁，面红目赤，头晕头胀，耳鸣等；辨证关键是脉象有上冲之势，有滑实之象；赵老选用的方剂是天麻钩藤饮、清脑降压汤之类。第二是肝郁气滞证，辨证要点：女性多见，容易发脾气，口苦；辨证关键是脉象多弦；方剂采用逍遥降压汤。第三是痰湿阻滞证，辨证要点：形体多肥胖，口黏，头身困重，头晕目眩，胸闷；辨证关键是脉象滑，方剂选用半夏白术天麻汤或祛痰降压汤。第四是血瘀证，辨证要点：患者眩晕时作，头痛，健忘，失眠，耳鸣，舌下络脉曲张，下肢静脉曲张等，辨证关键是脉象弦硬，方剂为化瘀清散汤，当合并脑梗死时，若表现为耳鸣、失眠、头晕等，加豨莶草 20g，天麻 20g，胆南星 20g，半夏 10g，当归 20g，川芎 10g，合并肝火者，表现为视物眼前如膜，口苦口干，头晕目眩，面红目赤，脉弦硬而数，加当归龙荟汤。血瘀型是高血压发病率最高的类型，多见于老年人，易发生心肌缺血、脑梗死以及脑出血等，且临床治疗时间相对较长。第五是湿热内结证，辨证要点：大便排不净，次数增多，大便黏滞不爽，常伴有尿酸、血脂、肝功能指标等增高，辨证关键是脉象为濡，方剂选用整肠散合利湿散，如果有尿酸或血脂增高，多选用清热通腑排毒汤，此类高血压多见于年轻人，一般经治疗 1 ～ 2

个月，可以获得满意的疗效。

虚证类高血压，首先是肾阴虚证，辨证要点：眩晕，心悸，失眠，精神萎靡，腰酸膝软，五心烦热，辨证关键是脉细数，方剂选用六味地黄丸加炒杜仲、牛膝，或者补肾地黄汤，更年期女性选用麦味地黄汤进行治疗。第二是肾阳亏虚证，辨证要点：眩晕，形寒肢冷，四肢不温，常伴有下肢或眼睑水肿，辨证关键是脉多沉弱，此类型以女性多见，方剂选用济生肾气汤加减。第三是肾精不足、气阴两虚证，主要是脉象表现为沉细无力，选用方剂为虚性高血压方，该方是在《景岳全书》中“左归饮”基础上变化而来的。有些年轻人高血压，属于此类型，与现代年轻人不良的生活作息有关，吃不健康的饮食，喝甜腻的饮料，熬夜，恣意放纵生活等，耗伤先天之本，耗损精气，导致肾精不足，虚从中来。方中的人参和鹿角胶，滋肾补精，无论对高压还是低压均有调节作用，只要辨证是肾精不足证，就可以放心使用。

在高血压的治疗中，赵老不断汲取其他医家的临证经验，再结合自己的领悟，从虚、实两方面进行辨证。不仅创新性提出湿热内结的病机，对于补法治疗高血压选药精当、切中要害，以往认为补肾或补虚容易导致血压升高，尤其是补肾阳，以至于鲜有人在治疗高血压时使用人参、淫羊藿、巴戟天、鹿角胶之类的药物，而赵老以辨证为依据，从补肾论治高血压独具特色。赵老以辨证为据，对于临床顽固性高血压、家族遗传性高血压、青年高血压等有独到的见解和经验，临床疗效满意，在此，我们选择10则案例进行剖析，再现赵老的临证思路。

一、补肾法治疗高血压5则

（一）案例1：补肾地黄汤治疗阴虚火旺型眩晕症案

姓名：曲某。性别：女。年龄：65岁。

初诊（2019年11月11日）

主诉：阵发性头晕2年，加重2天。

现病史：患者于2余年前无明显诱因出现阵发性头晕，时伴头痛，曾于当地医院就诊，测血压165/95mmHg，此后多次监测血压均高于正常值，明确诊断为“高血压”，给予硝苯地平缓释片等药物进行降压治疗，血压控制不佳，时有头晕症状。2天前因情绪激动出现上述症状并加重，伴头痛、心悸、心烦，无明显视物旋转，偶恶心，无呕吐，自测血压160/95mmHg，为求中医治疗来就诊。

刻下症：患者头晕，头痛，口干口渴，时有汗出，心悸心烦，夜间尤甚，胸闷气短，睡眠差，二便可。

既往史：腔隙性脑梗死病史1年。平素口服降压药物维持血压。

查体：血压150/90mmHg，舌红绛，有裂纹，舌前部无苔，中后部苔黄厚腻，脉沉弦数。

西医诊断：高血压2级（极高危险组）。

中医诊断：眩晕（阴虚火旺证）。

治法：滋补肝肾，养阴降火。

方药：补肾地黄汤加减。

熟地黄30g，山药20g，牡丹皮15g，泽泻10g，山茱萸15g，茯苓15g，当归15g，白芍15g，知母15g，黄柏10g，远志10g，炒酸枣仁20g，龟甲20g，麦冬15g，杜仲20g，牛膝25g。7剂。

煎服方法：免煎颗粒，水冲服，每日1剂，早晚2次分服。嘱患者低盐饮食，忌寒凉、辛辣食物。

二诊（2019年11月16日）

主诉：服药后头晕症状明显缓解，胸闷、气短减轻，无头痛，仍觉口干，汗出，时胃胀，睡眠有所改善。

查体：血压130/80mmHg，舌红绛，舌前部少苔，中后部苔黄厚腻，脉沉弦数。

方药：上方基础上加砂仁10g；可停用降压药。

熟地黄30g，山药20g，牡丹皮15g，泽泻10g，山茱萸15g，茯苓15g，当归15g，白芍15g，知母15g，黄柏10g，远志10g，炒酸枣仁20g，龟甲20g，麦冬15g，杜仲20g，牛膝25g，砂仁10g。7剂。

煎服方法：免煎颗粒，水冲服，每日 1 剂，早晚 2 次分服。

三诊（2019 年 11 月 25 日）

主诉：头晕明显缓解，胃胀好转，昨日夜间睡眠差，时有左侧肢体无力，偶有心悸、心慌、口干、汗出症状，自测血压维持在 130 ～ 140/85 ～ 90mmHg 左右。

查体：血压 140/90mmHg，舌红，舌前部少苔，中后部苔黄腻，脉沉弦细数。

方药：上方基础上加栀子 15g。

熟地黄 30g，山药 20g，牡丹皮 15g，泽泻 10g，山茱萸 15g，茯苓 15g，当归 15g，白芍 15g，知母 15g，黄柏 10g，远志 10g，炒酸枣仁 20g，龟甲 20g，麦冬 15g，杜仲 20g，牛膝 25g，砂仁 10g，栀子 15g。7 剂。

煎服方法：免煎颗粒，水冲服，每日 1 剂，早晚 2 次分服。同时停用西药降压药。低盐饮食，忌寒凉、辛辣及腌制食物。

四诊（2019 年 12 月 2 日）

主诉：无明显头晕症状，胃胀明显改善，睡眠好转，左侧肢体无力消失，心悸、心慌、口干、汗出症状均得到缓解。

查体：血压 130/90mmHg，舌暗红，舌前部少苔，中后部苔薄黄腻，脉沉弦细。

方药：继续服用上方，7 剂。

煎服方法：免煎颗粒，水冲服，每日 1 剂，早晚 2 次分服。

五诊（2019 年 12 月 9 日）

主诉：无头晕，胃胀症状，左侧肢体无力消失，心情愉悦，无心悸，口干等症状。睡眠可。

查体：血压 120/80mmHg，舌暗红，舌薄白，脉沉弦。

方药：继续服用上方，7 剂。

煎服方法：免煎颗粒，水冲服，每日 1 剂，早晚 2 次分服。

随访：3 个月后随访，患者未再服用任何降压药物，监测血压均在正常范围，无任何不适。

【师徒评案】

学生：老师，这个患者以眩晕就诊，根据她的舌苔脉象，可以辨证为阴虚火旺，也可以辨证为肝火上炎，一个实火，一个虚火，临床上我们应如何鉴别呢？

老师：对于疾病的辨证，需要我们望闻问切，四诊合参。这个患者的主要症状是头晕、头痛，同时伴有口干口渴、汗出、心悸心烦、夜间尤甚、睡眠差等症状，考虑是机体津液亏乏所致。红绛舌若有红点、芒刺，可见于温病热入营血者，但该患者舌可见裂纹，考虑是阴虚火旺，阴津不能上承所致。舌苔中后部虽可见黄厚腻苔，但舌前部无苔，此为阴虚有热。脉可见沉、弦数，但还有尺脉的沉弱，均提示阴虚有热。所以这个患者我们辨证为阴虚火旺证。临床上我们应根据患者症状、舌苔脉象等综合考虑，才能辨证准确。

学生：老师，您为什么在二诊方药中加入了砂仁呢？

老师：补肾地黄汤的方药中有很多滋阴的药，比如知母、龟甲等滋阴补肾的药。这类滋腻的药物吃多了就会出现胃胀不适，甚至出现腹泻的症状。就像吃地瓜、土豆一样，吃多了也容易胃不舒服。这是因为滋腻的药物容易困阻脾胃，脾失健运，酿成湿气，气机不畅，可出现胃胀、腹泻。这个患者在二诊时就出现了胃胀，所以我加了砂仁以化湿行气。在临床上我们一定要注意身体特别虚的患者，尤其是虚热的、胃肠功能不好的患者，应用滋腻药物的剂量要小，要根据患者不同的体质调整药物的用量。

学生：老师，按西医的治疗原则，对于原发性高血压患者是不能停用降压药物的。您让患者停用降压药物，单纯依靠中药治疗的理念是什么呢？

老师：西医的高血压，属于中医学“眩晕”的范畴。眩晕有实证和虚证之别。在临床用药治疗中，我发现，虚证的眩晕患者即使口服降压药物，血压也不容易降到正常范围内。而这类患者通过中药调理之后，血压就会逐渐下降，待到阴阳平衡之后，即使停用降压药物血压亦不会上升。比如我们常用的虚性高血压方、济生肾气汤方、补肾地黄汤等以补为主的方药，临床效果非常好。但属于实证的眩晕患者，如肝阳上亢型、血瘀型，或者动脉硬化比较重的患者，一般不应该也不能停用降压药物。

【传承心得体会】

本案特点：①该患者为女性，高血压病史多年，服用西药降压药物，降压效果不理想，且头晕症状时有加重；②既往患有腔隙性脑梗死，根据患者症状、舌苔、脉象，辨证为阴虚火旺型眩晕。

赵老选用补肾地黄汤以滋补肝肾，养阴降火。方中知柏地黄汤滋肾阴，降肾火；麦冬、当归、白芍滋阴养血生津；龟甲滋阴潜阳；远志、酸枣仁养血安神。加杜仲、牛膝以滋补肝肾，引火下行，共奏滋肾养血、壮水制火之效。治疗过程中患者出现胃脘胀满不适，赵老给予砂仁以行气和胃治疗。经过几次调理，患者停用了降压药物，临床效果满意。在临床跟诊过程中，我体会到老师历来重视肝肾阴津的护卫，尤其是中老年女性。随着年龄的增长，中老年女性体内雌性激素分泌不足，就会出现肝肾阴虚，虚火上炎。补肾地黄汤是六味地黄汤加味而成，主要治疗肾阴虚、肾精不足的患者，也治疗肝血不足引发的颤证，如帕金森病的患者。该方的主要作用是滋补肝肾，养阴降火，使机体阴津足，燥热去，病情逐渐好转，血压恢复正常。

（二）案例 2：虚性高血压方治疗低压高型高血压

姓名：杨某。性别：男。年龄：55 岁。

初诊（2019 年 9 月 16 日）

主诉：头晕 10 天。

现病史：该患者 10 天前无明显诱因出现头晕目眩，未予重视，经休息后未见缓解，求中医诊治来诊。

刻下症：头晕，目眩，健忘，两目干涩，少寐多梦。血压 140/105mmHg，舌红，苔少，脉沉细数。

既往史：无。

西医诊断：高血压 2 级。

中医诊断：眩晕（肝肾阴虚证）。

治法：滋补肝肾。

方药：虚性高血压方加减。

人参 15g，鹿角胶 15g（烊化），龟甲 20g（先煎），熟地黄 25g，枸杞子 25g，菟丝子 25g，牛膝 25g，桑寄生 25g，炒杜仲 20g，山茱萸 20g，当归 20g，生牡蛎 50g，丹参 30g，葛根 30g，地龙 20g，土茯苓 30g。7 剂。

煎服方法：每剂药，水煎两次，共取汁 300mL，日 1 剂，每次 150mL，饭后半小时口服。

二诊（2019 年 9 月 23 日）

症状：服药后，头晕未发作，目眩，健忘，两目干涩，少寐多梦也有改善，偶有咳嗽，痰色黄，易咯，怕冷，舌红，苔少，脉沉细数。

方药：上方继服，7 剂。

三诊（2019 年 9 月 30 日）

症状：偶有头晕，目眩、健忘、两目干涩、少寐多梦也明显改善，舌红，苔少，脉沉细数。

方药：上方继续服用，7 剂。

随访（2020 年 10 月 9 日）

停用中药后症状缓解，2020 年 4 月份因劳累后出现血压上升，休息后血压恢复正常，近期无明显头晕症状，未服用药物，测量血压在正常范围。

【师徒评案】

学生：老师，本病例是因虚导致高血压，其机理是什么？

老师：其主要机理是肾精不足，阴阳失衡，虚浮于上，所以出现眩晕。可以从以下几个方面具体来理解：久病伤肾，或禀赋不足，或年老肾亏，或房劳过度，或过服温燥劫阴之品，皆可导致肾精不足，肝肾同源，肾阴虚不能上滋肝木，致肝阴亏虚，肝阴虚可下及肾阴，使肾阴不足，故两脏阴液常同亏，肝阴不足，不能上滋头目，虚浮于上出现头晕。

学生：虚性高血压方主治的脉象一般是什么？

老师：虚性高血压方主治的脉象主要是沉细无力。

学生：老师，您在方剂加减中，用生牡蛎的作用是什么？

老师：在这个方剂中使用生牡蛎，主要是因为生牡蛎滋阴潜阳效果更为显著。我们也可以通过了解这味药的药理作用，更好地在方剂中应用这味药物。牡蛎为牡蛎科动物长牡蛎和大连湾牡蛎或近江牡蛎等的贝壳。去肉留壳，淘净晒干。捣碎生用，或火煅粉碎用。性味归经：咸，微寒，归肝、肾经。具有平肝潜阳、软坚散结、收敛固涩的作用，应用于阴虚阳亢所致的烦躁不安，心悸失眠，头晕目眩及耳鸣等症状，这个患者有明显的头晕，所以用生牡蛎来潜阳。

学生：虽然患者虚，但什么条件下是坚决不能使用虚性高血虚压方的？

老师：肾阳虚的情况下不可以用虚性高血压方。

学生：老师，虚性高血压方基础上加土茯苓，是为了降尿酸吗？土茯苓降尿酸的作用是什么？

老师：高尿酸血症属于中医痹证范畴，在中医上主要以因为湿热导致的多见，而且尿酸高多会导致关节的疼痛。虚性高血压中加入土茯苓主要是为了解毒、除湿，从而达到降尿酸的作用。我们常说“通则不痛，痛则不通”，故该药利关节就能镇痛。所以可以加用土茯苓治疗痛风。

学生：老师，患者服用虚性高血压方后如果患者出现热证，如口干、便秘，需要加用什么药呢？

老师：一般不会出现口干、便秘，反而会因为虚性高血压方中有一些滋腻的药物，导致脾胃运化失常引起腹泻。

学生：如果出现腹泻应该停止使用本方剂吗？

老师：不需要停药，可以在方中加入山药和白术，以健脾止泻。

【传承心得体会】

本案特点：①西医明确诊断为高血压，中医诊断为眩晕；②纯中药治疗高血压有明显的疗效，无须服用西药降压药；③肾虚是高血压的病机之一。本案例为我们进一步认识高血压病机提供了新的思路。

高血压是常见的内科疾病。本病例西医的治疗方法为常规口服降压药物治疗。赵老通过中医中药的诊疗取效，避免了长期口服降压药对身体的刺激。临床上高血压很少有使用纯中药治疗痊愈的案例，尤其是从补益的角度进行治疗，更是少见。本案例的良好疗效，一方面说明了中医辨证的重要性，另一个方面，高血压的病机除了常见的阴虚阳亢、肝火上炎等之外，还有肾虚的情况，值得在临床中去进一步研究学习。

赵老治疗本病用药精，见效快，患者痊愈。从对本病例的分析得知，赵老治疗疾病是以整体观念、辨证施治为主要的诊疗思想，诊病主要以脉象为主，直接看到病情的本质，治病治本，调节阴阳，从而达到阴阳平衡，病乃愈。此外也会根据患者服药后出现的药物反应以及病情的变化，采取对症治疗，真正解决了患者的疾病。

（三）案例 3：虚性高血压方治疗青年高血压

姓名：刘某。性别：男。年龄：39 岁。

初诊（2019 年 8 月 19 日）

主诉：间断头晕 3 个月。

现病史：患者 3 个月前无明显诱因出现头晕症状，无头痛及视物旋转，无恶心呕吐，遂就诊于当地医院。测血压达 170/110mmHg，诊断为“高血压”，给予“替米沙坦”“氨氯地平”治疗，血压稳定在 150 ～ 140/100 ～ 110mmHg，病程中伴有项强，头胀，腰酸，腰痛，睡眠差，今为求中西医结合治疗，前往赵继福名老中医门诊就诊。

刻下症：头晕，头胀，舌质紫，舌苔白，脉沉。

西医诊断：高血压病 3 级（极高危险组）。

中医诊断：眩晕病（肾精不足，气阴两虚证）

治法：益气养阴，补肾填精。

方药：虚性高血压方。

人参 15g，鹿角胶 15g（烊化），龟甲 20g（先煎），熟地黄 25g，枸杞子 25g，菟丝子 25g，牛膝 25g，桑寄生 25g，炒杜仲 20g，山茱萸 20g，当归 20g，生牡蛎 50g，地龙 20g，葛根 30g，丹参 20g，珍珠母 20g。7 剂。

煎服方法：每剂药，水煎两次，共取汁 300mL，日 1 剂，分 2 次服用。同时口服络活喜 5mg，每天 1 次口服。

二诊（2019 年 8 月 27 日）

症状：服上方后，头晕症状缓解，仍有腰酸，腰痛，睡眠差。血压 130 ～ 120/90mmHg。

方药：继服上方，7 剂。

煎服方法：每剂药，水煎两次，共取汁 200mL，日 1 剂，每次 100mL，每日 2 次口服。

停服络活喜。

三诊（2019 年 9 月 2 日）

症状：患者头晕症状明显缓解，睡眠明显改善。血压 130/80mmHg。

方药：心绞痛方。

桃仁 20g，红花 20g，延胡索 10g，丹参 30g，牛膝 30g，瓜蒌 20g，三七粉 10g（冲），薤白 10g，地龙 20g，葛根 30g。7 剂。

煎服方法：每剂药，水煎两次，共取汁 200mL，日 1 剂，每次 100mL，每日 2 次口服。

【师徒评案】

学生：老师，这个患者的头晕症状，主要是由于肾精不足造成的吗，从哪些方面可以判断患者肾精不足？

老师：这个患者虽然体型肥胖，但动则额汗出，脉非常沉，一派虚证表现，同时患者有头晕、腰酸、腰痛的症状，考虑还是肾精不足导致的。素体气阴两虚，又兼劳伤体倦，耗伤精气，致肾精不足。

学生：老师，该患者血压很高，本方中人参的用量也较大，人参的临床研究证明其有升压的效果，这方面您是怎么考虑的？

老师：人参的用量主要还是要结合患者症状、脉象来定。该患者头晕、腰酸、腰痛、脉象非常沉，属于肾精不足，气阴两虚证，主要治疗方法就是益气养阴。人参具有大补元气的作用，是补充肾精的很好的药物。此外现代药理研究也发现人参、鹿角胶这类补药属于双向调节血压药物，血压高时有降压效果，血压低时有升压的效果，所以临床应用的时候不用担心人参引起的血压升高，辨证准确很重要。

学生：老师，我发现三诊时的方药较之前变动较大，在原方的基础上为什么加重了活血的力度？

老师：患者服用虚性高血压方后，血压平稳，患者的脉象由沉迟渐变为沉弦，血瘀之象凸显，所以本次方剂重在活血化瘀，舒经通络止晕。

【传承心得体会】

本案特点：①该患者高血压病诊断明确；②服用降压药物后血压仍不达标；③以补为主是赵老治疗高血压的一个特色。

高血压是临床常见病，一般情况下好发于中老年人群，但现在随着人们生活方式、饮食等的变化，出现明显发病年轻化的趋势，西医在治疗高血压时首选是西药降压药，而且患者大多数可能需要终生服药。高血压病归属于中医“眩晕”“头痛”等范畴，与肝、肾两脏有关，体质的阴阳偏盛或偏虚，气血功能失调是发病的内在因素。临床中，可将气血不足、肝肾阴虚性高血压统称为虚性高血压。结合虚性高血压的病机，临证时需以头晕、眼干、气短乏力、食欲不振、手足心热、舌淡苔白、脉沉细无力为辨证要点。脑为髓海，其主在肾，肾虚髓不上荣，脑海空虚，故头脑空痛，眩晕。肾开窍于耳，肾虚故时时耳鸣。肾虚则心肾不交，故少寐、多梦、健忘。腰为肾之府，肾虚则腰膝酸软。精关不固，所以遗精。久病不愈，耗伤气阴，故神疲懒言，饮食减少，大便不成形。阴虚生内热，故五心烦热。

虚性高血压方是赵继福教授对传统理论知识的升华，虚性高血压方是在《景岳全书》“左归饮”基础上变化而来的。治疗肾精不足，气阴两虚之高血压疗效显著。本方人参、鹿角胶、菟丝子温补肝肾、益气填精共为君药；熟地黄、龟甲、枸杞子、当归滋肾阴、补肝血共为臣药；牛膝、桑寄生、杜仲益肝肾、强腰膝，生牡蛎平肝潜阳，地龙、丹参、葛根活血化瘀通络、解表清里共为佐药；山茱萸酸收敛阴为使药。诸药合用以益气养阴，补肾填精，活血通络，平肝潜阳，标本兼治，从而达到显著降压功效。虚性高血压，临证需以辨证治疗方取良效，注意虚证夹实，标本兼治。治疗虚性高血压不可求之过急，因本病多是渐积而来，虚则缓图，守方守法，长期服用才能彻底巩固治疗，减少变证发生。虚性高血压临床表现轻重不同，程度有异。有些患者见症甚微，或毫无自觉症状，只在体检中偶尔发现，此亦必服药物治疗，并注意饮食调理，可防微杜渐。

（四）案例 4：济生肾气汤治疗女性高血压

姓名：索某。性别：女。年龄：56 岁。

初诊（2019 年 9 月 16 日）

主诉：头晕 10 天。

现病史：该患者 10 天前出现头晕。

刻下症：头晕，活动时气喘，心慌，气短，双下肢浮肿，自诉心电图正常，前胸后背疼痛，舌淡苔白，脉沉细无力。

既往史：胸膜炎 10 余年。血压 180/100mmHg。

西医诊断：高血压 3 级。

中医诊断：眩晕（肾阳亏虚证）。

治法：补肾助阳。

方药：济生肾气汤加减。

附子 7.5g（先煎），肉桂 10g，熟地黄 25g，炒山药 25g，山茱萸 15g，牡丹皮 15g，泽泻 15g，茯苓 15g，车前子 30g，牛膝 25g，巴戟天 15g，淫羊藿 15g，龙骨 15g，牡蛎 15g，丹参 30g，防己 20g。7 剂。

煎服方法：每剂药，水煎两次，共取汁 300mL，日 1 剂，每次 150mL，饭后半小时口服。

二诊（2019 年 7 月 14 日）

症状：头晕消失，前胸后背痛明显减轻，既往有过敏性荨麻疹病史，舌淡苔白，脉沉细无力。血压 130/80mmHg。

方药：继服上方，7 剂。

三诊（2019 年 7 月 21 日）

症状：全身痒，无头晕，前胸后背痛消失，舌淡苔白，脉沉细无力，血压 130/78mmHg。

方药：继服上方，7 剂。

随访（2020 年 9 月 9 日）

停用中药后血压基本稳定，并打算近期来继续口服中药调节巩固疗效。

【师徒评案】

学生：老师，本病例为什么在方中使用防己？

老师：本病例加防己主要针对下半身浮肿，起消肿的作用。防己性味归经：苦，辛，寒，归膀胱、肾、脾经。功效：祛风湿，止痛，利水。临床上肾虚引起的水肿我习惯用防己这味药。

学生：老师，什么药物治疗上半身浮肿效果好呢？

老师：对于上半身浮肿主要用麻黄，麻黄有宣肺利水的作用，所以一般上半身肿，我习惯用麻黄。但用麻黄需要注意，心率快的患者要慎用。

学生：老师，附子、肉桂这类温阳药不会导致血压上升吗？

老师：我们可以先从这两味药物的作用来理解这个问题。附子性味归经：辛，热，归心、肾、脾经。功效为回阳救逆，补火助阳，散寒止痛。肉桂性味归经：辛，甘，热，归肾、脾、心、肝经。功效为补火助阳，散寒止痛，温通经脉。附子和肉桂能温补命门之火，益阳消阴，若下元虚冷，虚阳上浮，可用以引火归原，从而不会导致血压上升，还会抑制水气凌心，所以用药关键是对证。

学生：济生肾气汤方的脉象和虚性高血压方的脉象的区别是什么？

老师：均为脉沉细无力，但是济生肾气汤的脉象，相比而言会比较大。

【传承心得体会】

本案特点：①中年女性；②高血压诊断明确，服用西药降压药无效；③纯中药治疗有效，停西药降压药后血压一直保持正常；④伴有气短、乏力、水肿等典型的阳虚推动无力的表现，肾虚是其主要病机。

赵老综合四诊辨证为肾虚，以肾阳虚为主，采用济生肾气汤治疗。从本案例来看，长期高血压，久治不愈的，肾虚可能是其关键病机，这一点，临床我们要注意。女性，长期高血压，脉沉弱的，尤其是有水肿的，一般赵老采用济生肾气汤治疗，而男性者多采用虚性高血压方治疗。两个方剂均是治疗肾虚，但侧重点不同，虚性高血压方以气阴两虚为主，进一步补充肾精，而济生肾气汤以肾阳虚为主，因此见到水肿的患者，常使用此方。

通过本案例，让我重新认识到对高血压的治疗，纯中药是完全可以做到治愈高血压的，另外，注意从脉象上进行辨证，肾虚是高血压的一个关键病机，应从补肾的角度治疗高血压。

（五）案例 5：济生肾气汤治疗甲减合并高血压案

姓名：金某。性别：女。年龄：47 岁。

初诊（2019 年 11 月 25 日）

主诉：心悸 2 年，加重 2 天。

现病史：患者缘于 2 年前无明显诱因出现心悸，遂前往吉大一院就诊，诊断为“甲减”，给予“优甲乐”口服对症治疗。2 天前上述症状再次加重，为求中西医结合系统治疗，遂来我院找赵老就诊。

刻下症：精神不振，心悸，自诉心颤感，倦怠乏力明显，少言寡语，面色无华，后背痛，下肢冷肿，饮食可，夜眠可，小便正常，大便时溏，每天 2 次。

既往史：血压高，未用药。有子宫肌瘤病史，父母均有高血压。

查体：脉搏 70 次 / 分，血压 160/100mmHg，舌质暗淡，体胖大，苔白，尺脉沉细弱。

理化检查：甲状腺球蛋白抗体（TG-Ab）：955.37IU/mL（正常值 <115IU/mL），甲状腺过氧化物酶抗体（TPO-Ab）111.8IU/mL（正常值 <34IU/mL）；促甲状腺激素（TSH）7.35μIU/mL（正常值 0.27 ～ 4.2μIU/mL）。

西医诊断：甲减；高血压病 2 级（高危险组）。

中医诊断：心悸（脾肾阳虚证）。

治法：温肾助阳，健脾利水。

方药：济生肾气汤加味。

附子 7.5g（先煎），肉桂 10g，淫羊藿 15g，巴戟天 15g，熟地黄 25g，山茱萸 15g，山药 15g，牛膝 15g，牡丹皮 15g，泽泻 15g，茯苓 15g，车前子 30g，龙骨 15g，牡蛎 15g，丹参 30g。14 剂。

煎服方法：每剂药，水煎两次，共取汁300mL，日1剂，每次150mL，顿服。

二诊（2019年12月15日）

症状：患者服药后心悸好转，倦怠乏力减轻、仍时有后背痛，下肢冷肿改善，饮食可，夜眠可，二便正常。

查体：脉搏75次/分，血压140/90mmHg，舌质暗淡，体胖大，苔白，脉沉细。

方药：继续上方14剂，口服以调理。

【师徒评案】

学生：老师，这个患者为中年女性，血压较高，父母均有高血压，您能具体说一说在临床中如何解决这个问题吗？

老师：高血压与遗传有相关性，许多资料数据表明，父母血压高的，孩子也容易得高血压；脑中风多发的家族，其家庭成员患病的可能性也较大。一般来说，高血压与遗传因素有关，另外也与生活方式、环境因素等有关。高血压遗传是可以预防的，因为高血压不仅是一种疾病，也是一种信号或者现象，是人体一种自动调节功能的表现。如果能够养成健康的生活方式，比如说坚持监测血压，正常状态下至少每年1次，少吃腌制食物，防止超重和肥胖，戒烟限酒，保持乐观情绪等，可能就不会出现高血压以及高血压遗传给下一代的现象了。

学生：老师，现在女性患甲减疾病的人数非常多，您认为甲减的病因病机主要是什么？

老师：“甲减”属中医“虚劳”范畴，本病多由先天禀赋不足，后天失养，或者积劳内伤，久病失调引起肾气、脾气不足，继之脾肾阳虚所致。中医学认为“阳主动而阴主静，阳主化气阴主成形”，故腺体功能减退者多属阳虚阴盛，由于肾阳是人体诸阳之本，五脏之阳皆依赖肾阳才能发挥正常功能活动，所以肾阳虚是甲减病机之根本。

学生：老师，方中有附子，您对附子这味药的运用心得是什么？

老师：附子是临床常用的一味中药，其扶阳之功效显著，但附子有一定的毒性，因此，在其运用及剂量上争议较大。附子的毒性和药理活性均主要来源于其所含的各种乌头原碱。但近年来“火神派”的观点在中医界成为热门，许多中医师受此影响，更多地运用了含附子的方剂，剂量上也更加大胆，有的甚至应用到 100g，这种现象可能存在一定的临床风险。

我对附子的应用还是比较保守的，一般最多 15g，还需要先煎半小时。我临证应用附子的前提是识得阴阳，准确辨证，合理配伍，剂量合适，煎煮得当，服用规范，由此可回阳救逆，祛病安康，为药中之“良将”。

【传承心得体会】

本案特点：①患者为中年女性，甲减伴高血压，病史 2 年；②心悸为主要症状；③以温肾阳纯中药治疗获得很好疗效。

甲减，即甲状腺功能减退，中医认为初病多因禀赋不足，素体阳虚，感受外邪，侵犯“奇经腺体”——甲状腺。开始在脾，日久及肾，脾肾同病。脾为后天之本，气血生化之源，脾伤则不能化生气血，致使气血亏虚，倦怠乏力，少言寡语，面色无华；脾虚不能运化水湿致水湿内停，发为下肢肿；久病伤肾，日久肾阳虚衰，阳虚而见冷，后背痛，同时肾阳虚不能化气行水则发为水肿。结合舌脉表现，舌质暗淡，体胖大，苔白，尺脉沉细弱，故辨证准确。因此治法常见温肾助阳，健脾利水，选用济生肾气汤方，基本方中附子、肉桂、淫羊藿、巴戟天均属温补肾中阳气之品，熟地黄、山茱萸、山药俱为滋阴益肾，取“阴中求阳”之意，牛膝引血下行，车前子利水消肿。总之，此方温肾健脾，脾肾双补，兼顾先后天，取得了较好的疗效。

临床体会，甲减的患者女性多见，辨证多为肾阳虚，通过跟师学习，掌握了如何使用济生肾气汤进行治疗，该方一方面可以治疗肾虚的高血压，一方面可治疗甲减，主要的脉象特征是脉沉而弱，尤其是女性患者使用该方居多。

二、益气养阴通脉方治疗高血压合并心律失常案

姓名：宋某。性别：女。年龄：72 岁。

初诊（2020 年 6 月 10 日）

主诉：眩晕 3 个月，加重 7 天。

现病史：3 个月前，自觉头晕头胀，自测血压，最高可达 160/90mmHg。

口服降压药可略缓解。检查心电图示 ST 段改变。为求进一步治疗，多方打听，前来赵继福名老中医门诊就诊。

既往史：高血压 20 余年。平素口服降压药治疗。

刻下症：头晕、头胀，记忆力减退，心前区不适。听诊可闻及早搏频发，舌淡暗，苔薄白，脉沉细无力，血压 160/90mmHg。

西医诊断：高血压。

中医诊断：眩晕（气阴两虚，心血瘀阻证）。

治法：益气养阴，活血化瘀。

方药：益气养阴通脉方。

生黄芪 30g，太子参 30g，麦冬 15g，丹参 15g，川芎 15g，地龙 15g，白芍 15g，葛根 15g，炒酸枣仁 30g，合欢花 15g，牡蛎 15g，淫羊藿 15g，山茱萸 15g，生地黄 20g，柏子仁 20g，土鳖虫 10g，水蛭 10g，当归 10g，桂枝 15g，苦参 15g。7 剂。

煎服方法：颗粒剂，每剂水冲服，共取汁 300mL，日 1 剂，分 2 次，每次 150mL，饭后半小时口服。

二诊（2020 年 6 月 17 日）

症状：服上方后，血压 120/80mmHg，自觉头昏沉如裹。听诊：早搏偶发。舌质淡暗，苔薄白，脉沉细无力。

方药：继服上方，7 剂。

随访：患者头昏沉症状缓解，血压正常，由于年龄大，症状缓解后未就诊。

【师徒评案】

学生：老师，益气养阴通脉方主要用来治疗冠心病、脑梗死，是不是合并这些病的高血压也用这个方子呢？

老师：这个方子，不是治疗高血压的。患者是因为气滞血瘀，血瘀后引起的高血压。有 20 余年病史。现今患者脉诊及症状表现均为气阴两虚，气也不足，阴也不足，出现眩晕及早搏。应用的是气阴两虚加活血化瘀的药物，患者有早搏，加用了桂枝、苦参来调节。同时也把血压调整了。因此，用这个方不是针对患者的高血压，而是通过辨证结果来选方的。

学生：患者自觉头昏沉如裹，是湿热表现还是血压下降之后的症状表现?

老师：是气阴两虚的表现，由气血不足来的。这个我主要是根据脉象判断的，头昏沉，有的是因为湿热，头重如裹，但有的患者头昏就是虚的表现，阴虚阳亢也会头重头昏，所以，脉象很重要。像这个患者，就是气阴两虚。

学生：该患者通过治疗，血压降为正常，我想问老师，这个方子降低血压的原理是因为活血化瘀吗?

老师：对的。这个患者血压高已经很多年了，加上年龄因素，所以动脉硬化明显，用活血化瘀法治疗有效。

【传承心得体会】

本案特点：①患者为老年男性，高血压病史20余年；②同时伴有心律失常，有心电图改变；③主要症状是头晕；④患者既有心率失常，又有高血压，以辨证为据，选方用药，一箭双雕，获得很好效果。

该案例患者以高血压来就诊，赵老在诊病时通过听诊得知患者有频发的早搏，实则是高血压合并冠心病，涉及的病有两个；四诊合参辨证为气阴两虚，心血瘀阻，病机为虚实夹杂。选方上，用了治疗冠心病的常用方“益气养阴通脉方”，并加入心律失常的靶向药桂枝、苦参。二诊时，心脏早搏明显减少，且血压降至正常。临证治疗思路是从证入手，虽然是两个病，但其病机是一个，异病同治，两病均获效。

通过本案的学习，赵老并没有以患者主诉为先，辨别证型也非高血压常见证型。而是在众多症状中，透过层层表象，摸清病机，以到达最终解决病痛的目的。列举本案，不是为了说明赵老用药降压效果神速、治疗早搏的疗效明显，目的是通过对本案的学习，了解同一个病机可出现不同的疾病，通过准确的辨证，能够达到异病同治的效果。

三、活血化瘀法治疗高血压 3 则

赵老认为有些高血压的发病是由于动脉硬化所致，中医辨证多为血瘀型，因此采用活血化瘀法治疗。主要应用的方剂是化瘀清散汤、心绞痛方等。其中，化瘀清散汤应用较多，针对血瘀化热类型，该方是由丹参、红花、地龙、牡丹皮、赤芍、柴胡、葛根、薄荷、桑枝、菊花等药物组成，具有化瘀清热的功效，在此选取临床案例 2 则进行分析，分别是化瘀清散汤合肾病 3 号方治疗高血压合并肾病案、化瘀清散汤合清营汤治疗青年高血压案。当血瘀型高血压，同时伴有心脏不适时，多采用心绞痛方进行治疗，该方活血化瘀力度相对较大，脉象上血瘀之弦硬更为明显，在此选择 1 例青年高血压案进行分析。赵老认为血瘀型高血压患者如果一直在服用降压药，不可马上停药，待血瘀祛除后方考虑停药。

（一）化瘀清散汤治疗高血压肾病案

姓名：岳某。性别：男。年龄：63 岁。

初诊（2019 年 6 月 21 日）

主诉：反复头晕，头胀 8 年，加重伴腰酸、乏力 2 周。

现病史：患者于 8 年前无明显诱因出现头晕、头胀症状，经当地医院查血压 180/100mmHg，未重视，未治疗。此后多次测量血压均高于正常范围，就诊于吉大一院，诊断为“高血压 3 级”，给予口服降压药物治疗，血压控制不佳。2 周前患者无明显原因出现上述症状加重且伴有腰酸乏力，遂就诊于吉大一院，经检查提示肾功能异常，为求中医治疗而来赵继福名老中医门诊就诊。

刻下症：头晕，头胀，周身乏力，腰酸僵硬不适，口苦，腹胀，睡眠欠佳，小便量少，色黄，大便干，两日一行。

既往史：2 型糖尿病病史 3 年。

查体：血压 135/70mmHg（服药后），唇紫暗，舌暗红，苔黄厚腻，脉弦、滑数有力。

辅助检查：肌酐 115.8μmol/L；尿酸 497.71mmol/L；血糖 8.16mmol/L。

西医诊断：高血压 3 级（极高危险组）。

中医诊断：眩晕（痰热血瘀证）。

治法：清热化痰，活血化瘀。

方药：

1. 化瘀清散汤加减

丹参 15g，牡丹皮 15g，红花 15g，赤芍 15g，地龙 15g，柴胡 10g，菊花 15g，桑枝 15g，葛根 15g，薄荷 10g，桃仁 15g，三棱 10g，莪术 10g，益母草 25g，牛膝 25g，茵陈 30g。7 剂。

煎服方法：免煎颗粒，水冲服，日 1 剂，早晚 2 次分服。

2. 肾病 3 号方

茯苓 20g，鸡内金 20g，枳实 15g，竹茹 15g，陈皮 15g，半夏 15g，大黄 10g，黄连 10g，苏叶 15g，甘草 5g。4 剂。

煎服方法：免煎颗粒，水冲服，日半剂，每日中午冲服。嘱患者低盐优质蛋白糖尿病饮食，忌寒凉、辛辣食物。

二诊（2019 年 6 月 28 日）

主诉：头胀头晕较前有所缓解，仍觉乏力，腰酸僵硬不适，偶有口苦，时腹胀，小便黄，量可，大便调。

查体：血压 130/70mmHg（服药后），唇色暗，舌暗红，苔黄厚腻，脉弦滑数。

方药：

1. 上方加莱菔子 20g。7 剂。

煎服方法：免煎颗粒，水冲服，日 1 剂，早晚 2 次分服。

2. 继续服用肾病 3 号方，4 剂。

三诊（2019 年 7 月 5 日）

主诉：头胀、头晕较前明显缓解，乏力有所缓解，仍有腰酸僵硬不适感，尿量可，大便日行一次。

查体：血压 140/80mmHg（服药后），唇色暗，舌暗红，苔黄厚腻，脉弦滑数。

方药：

1. 化瘀清散汤加减

丹参 15g，牡丹皮 15g，红花 15g，赤芍 15g，地龙 15g，柴胡 10g，菊花 15g，桑枝 15g，葛根 15g，薄荷 10g，桃仁 15g，三棱 10g，莪术 10g，益母草 25g，牛膝 25g，茵陈 30g，甲珠 10g。7 剂。

煎服方法：免煎颗粒，水冲服，日 1 剂，早晚 2 次分服。

2. 肾病 3 号方

4 剂。煎服方法：免煎颗粒，水冲服，日半剂，每日中午服用。

四诊（2019 年 7 月 30 日）

主诉：头胀、头晕明显缓解，乏力、腰酸僵硬不适较前明显缓解，尿量可，大便略干，一日一行。

查体：血压 130/70mmHg，唇色暗，舌暗红，苔黄腻，脉弦滑略数。

辅助检查：7 月 29 日复查：尿常规在正常范围；肾功能显示肌酐 115.8μmol/L；尿素氮 8.01mmol/L；尿酸 475.01mmol/L；血糖 6.36mmol/L；甘油三酯 1.76mmol/L。

方药：尿毒症方。

黄芪 40g，当归 20g，白术 40g，茯苓 30g，熟地黄 20g，菟丝子 30g，淫羊藿 30g，枳壳 30g，厚朴 20g，生大黄 10g，半夏 15g，黄连 15g，桃仁 15g，红花 15g，草果仁 15g，赤芍 15g，丹参 30g，连翘 20g，甘草 10g，冬虫夏草 0.6g，西洋参 15g，芒硝 15g（冲），竹茹 30g。7 剂。

煎服方法：免煎颗粒，水冲服，日 1 剂，早晚 2 次分服。嘱停用西医降压药物，仅中药治疗，低盐优质蛋白糖尿病饮食，忌寒凉、辛辣食物。

五诊（2019 年 8 月 6 日）

主诉：服药后排便每日 2 ～ 3 次，偶觉头胀、头晕。乏力、腹胀、腰酸均减轻。

查体：血压 150/90mmHg（未服药），唇舌暗红，苔薄黄腻，脉弦略滑数。

方药：继续服用上方，7 剂。

六诊（2019年8月15日）

主诉：偶有头胀、头晕，情绪激动后明显。乏力，腰酸均明显减轻，时觉恶心，无呕吐，每日排便2～3次。

查体：血压140/80mmHg（左），150/80mmHg（右）（未服用降压药），唇舌暗红，苔薄黄腻，脉弦略滑。

方药：

1. 化瘀清散汤加减

丹参15g，牡丹皮15g，红花15g，赤芍15g，地龙15g，柴胡10g，菊花15g，桑枝15g，葛根15g，薄荷10g，桃仁15g，三棱10g，莪术10g，益母草25g，牛膝25g，茵陈30g，甲珠10g，藿香15g。7剂。

煎服方法：免煎颗粒，水冲服，日1剂，早晚2次分服。

2. 肾病3号方

4剂，免煎颗粒，水冲服，每日半剂，每日中午1袋。

七诊（2019年8月23日）

主诉：偶头晕，头胀，恶心，活动时头胀明显。乏力、腰酸均明显减轻，每日排便2～3次。

查体：血压150/80mmHg（未服药），唇舌暗红，苔薄黄腻，脉弦略滑。

方药：尿毒症方。

黄芪40g，当归20g，白术40g，茯苓30g，熟地黄20g，菟丝子30g，淫羊藿30g，枳壳30g，厚朴20g，生大黄10g，半夏15g，黄连15g，桃仁15g，红花15g，草果仁15g，赤芍15g，丹参30g，连翘20g，甘草10g，冬虫夏草0.6g，西洋参15g，芒硝15g（冲），竹茹30g。7剂。

煎服方法：每剂药，水煎两次，共取汁300mL，日1剂，分2次服用。

八诊（2019年8月30日）

主诉：头晕、头胀、乏力及腰酸均基本缓解，大便可，每日排便2～4次。

查体：血压145/80mmHg（未服药），唇舌暗红，苔薄黄腻，脉弦略滑。

辅助检查：尿常规正常。肾功能显示肌酐100μmol/L；尿素氮8.01mmol/L；

尿酸 465mmol/L。

方药：继服上方，7 剂。

随访：1 个月后随访，患者未再服用任何降压药物，监测血压均在正常范围，无头晕、心悸、腰酸乏力等不适症状。嘱患者继续监测血压，定期复查肾功能。

【师徒评案】

学生：老师，很多患者的用药您都采用早晚服用一个方子，中午再服用另一个方子，以这个患者为例，为什么选择化瘀清散汤加减早晚服用，而非肾病 3 号方？

老师：这种早晚服用一个方子，中午配合另外一个方子的治法，是我在多年临床中摸索出来的，临床效果不错。该患者以血瘀为主，故选用化瘀清散汤，同时加了三棱、莪术等破血消癥、行气的药物以增化瘀效果。因患者同时还有肾衰，肾衰属本虚标实之证，郁热瘀毒内蕴为主，同时也有血瘀，症状主要以大便干燥、腹部胀满为主，所以给予中午服用肾病 3 号方。肾病 3 号方是温胆汤加活血通腑的药加减而成。用此方健胃消食，降逆止呕，清热通腑，使腑通热去，肌酐、尿素氮就能下降。通腑疗法在临床上对于慢性病患者的治疗是十分重要的。此患者体内的郁热浊毒必须从腹部排出去，西医的透析亦是这个道理。两药方配合，活血祛瘀药可以使血压下降，健胃消食，清热通腑，使体内郁热瘀毒排泄出去，故可明显改善症状。由于病的根本是血瘀，需要长时间治疗，所以早晚服用化瘀清散汤。

学生：老师，后来方药中您为什么加了穿山甲？

老师：肾衰属于中医“水肿”“肾劳”的范畴。我认为该病主要是脏腑升降功能失常，清浊不分而逆乱的结果。病位以脾肾两脏为主。属于本虚标实的疾病。湿浊、瘀血是贯穿病程始终的病邪，所以治疗这类患者一定要重视活血祛瘀。而穿山甲的破血化瘀作用很强，对于血瘀重的患者是非常好的化瘀消癥药物。一般患者因经济问题，没法应用穿山甲。但临床中如果能用这味药，还是要用的。

学生：老师，患者服用之前的方药症状明显改善，为什么此次选择尿毒症方治疗？

老师：更换方剂的原因是患者血压比较稳定了，血瘀得到了明显的改善，所以把活血祛瘀的药停了。另外肌酐降得不明显，考虑还是化湿降浊的力度不够，所以单独应用芳香化浊，通腑祛瘀的药物。

【传承心得体会】

本案特点：①患者男性，高血压病史多年；②既往患有2型糖尿病；③肌酐升高。根据患者的症状、舌苔、脉象辨证为痰热瘀结型。赵老选用化瘀清散汤加减合肾病3号方治疗。

化瘀清散汤对血瘀型高血压（动脉硬化型）疗效奇佳。辨证要点是脉象，弦硬而数，沉取亦然。该患除血瘀外，尚存在湿浊内蕴，日久变生痰热瘀结于体内，加重了原已存在的血瘀，故治疗上除活血化瘀清热外，要辅以化痰除湿降浊之法。患者血瘀重，故在化瘀清散汤基础上加桃仁、三棱、莪术、益母草、牛膝，以及后期加甲珠以增活血祛瘀之功，加茵陈以增清热利湿之效。患者尚有湿浊痰热内阻中焦，故选用肾病3号方以化痰降浊；泄热通腑。方中黄连温胆汤以清热祛湿化浊；茯苓、鸡内金健脾消食；大黄、枳实泄热通腑；苏叶行气宽中。后期改用尿毒症方以增温阳补气之效，防止攻伐太过伤人体正气。经治疗，患者血压恢复正常，肌酐亦降至正常范围，效果明显。

通过此案例，我体会到对于久病的患者，我们要注意血瘀的情况，即“久病必瘀”，因此活血化瘀治疗很重要，有的时候单纯活血化瘀效果不佳，应配合使用虫类药以通络，即打开道路，促进血行，邪气随之祛除。

（二）案例2：化瘀清散汤合清营汤治疗青年高血压案

姓名：刘某。性别：男。年龄：43岁。

初诊（2019年10月25日）

主诉：头胀痛2天。

现病史：患高血压5年，接受系统治疗。

刻下症：头胀痛两天，口干，口苦。时有心前区不适，平素血压150～160/

100～110mmHg，夜眠差，未服用降压药物，舌红苔黄，脉象弦数。

查体：血压 180/120mmHg。

辅助检查：头部 CT 示右侧放射冠区点状偏低密度影，必要时行 MR 检查，待除外腔隙性脑梗死。掌颌反射（+）。

西医诊断：高血压 3 级。

中医诊断：眩晕（气滞血瘀，热入营分证）。

方药：化瘀清散汤加减。

丹参 15g，牡丹皮 15g，菊花 15g，红花 15g，桑枝 15g，柴胡 10g，葛根 15g，薄荷 10g，地龙 15g，赤芍 15g，桃仁 15g，三棱 10g，莪术 10g，水牛角 20g，玄参 30g，生地黄 30g，黄连 10g，金银花 20g，连翘 20g。7 剂。

煎服方法：每剂药，水煎两次，共取汁 300mL，日 1 剂，每次 150mL，饭后半小时口服。

二诊（2019 年 10 月 31 日）

症状：头痛、头胀好转，睡眠改善，口干、口苦减轻，舌红苔黄，脉象弦数。

查体：血压 150/110mmHg。

方药：上方，7 剂。

煎服方法：每剂药，水煎两次，共取汁 300mL，日 1 剂，每次 150mL，饭后半小时口服。

三诊（2019 月 11 月 8 日）

症状：头晕、头胀痛消失，舌红苔黄，脉象弦数。

查体：血压 140/100mmHg。

方药：上方继服 7 剂，水牛角增加到 50g。

煎服方法：每剂药，水煎两次，共取汁 300mL，日 1 剂，每次 150mL，饭后半小时口服。

四诊（2019 年 11 月 15 日）

症状：时心烦，在家自测血压 140/90mmHg，舌红苔黄，脉象弦数。

查体：血压 140/100mmHg。

方药：上方继服7剂。

煎服方法：每剂药，水煎两次，共取汁300mL，日1剂，每次150mL，饭后半小时口服。

五诊（2019年11月25日）

症状：仍时有血压高，但较前好转，心悸、心前区不适较前改善，舌红苔黄，脉象弦数。

查体：血压130/100mmHg。

方药：上方继服7剂。

煎服方法：每剂药，水煎两次，共取汁300mL，日1剂，每次150mL，饭后半小时口服。

六诊（2019年12月12日）

症状：血压忽高忽低，心悸，舌红苔黄，脉象弦数。

查体：血压130/90mmHg。

方药：化瘀清散汤加减。

丹参15g，牡丹皮15g，菊花15g，红花15g，桑枝15g，柴胡10g，葛根15g，薄荷10g，地龙15g，赤芍15g，水牛角50g，生地黄50g，玄参40g，黄连15g，麦冬20g，金银花20g，连翘20g，竹叶15g，桃仁15g，牛膝25g，水蛭5g，土鳖虫10g。7剂。

煎服方法：每剂药，水煎两次，共取汁300mL，日1剂，每次150mL，饭后半小时口服。

随访（2020年1月19日）

电话随访患者近期血压平稳，无头晕头痛。

【师徒评案】

学生：您有时用化瘀清散汤合清营汤，有时用化瘀清散汤加桃仁、三棱、莪术、泽兰，所治患者在脉象上有哪些区别?

老师：主要是根据脉象，这个患者刚开始的时候脉弦数有力，既有血热又有血瘀，热盛的时候要清热，否则效果不好，患者往往表现为口干、心烦、脉弦洪大等热入心包证表现，热入心包用清营汤，所以就有了化瘀清散汤合清营汤；热清下去以后，脉反而弦的重了，说明血瘀重，因为有热掩盖了血瘀的征象，热清了以后脉更弦，血瘀更明显，瘀重就加大了活血化瘀药物的剂量，就在化瘀清散汤的基础上加了桃仁、三棱、莪术、泽兰等活血药。所以，脉弦数要考虑加清营汤，而脉弦或弦硬要考虑加活血化瘀的桃仁、泽兰、三棱等。

学生：看到老师经常分别用化瘀清散汤合清营汤，化瘀清散汤加桃仁、三棱、莪术。对于这个患者，两个结合到一起应用，其依据是什么？

老师：这次结合着用是因为既有血热又有血瘀，热盛没有清热就不好使，血瘀没有活血化瘀也不见效，这个患者有心烦、口干、脉洪大等热入心包证表现，故用了清营汤，同时有血瘀，血瘀也很重，所以加了桃仁、三棱、莪术，只有这样用才能取得很好的治疗效果。

学生：四诊您又加了龟甲、牡蛎和栀子，您的用意是什么？

老师：这个是因为患者睡眠不好，又出现了口干等阴虚的症状，所以加了龟甲滋阴，牡蛎镇静安神，加栀子是为了进一步清热。

学生：老师，在诊疗过程中我看到您也经常用化瘀清散汤合当归龙荟汤，我想知道您使用的依据是什么？

老师：多数是在患者存在血瘀又合并肝郁化火、肝火上炎的情况下应用，比如患者存在视物不清模糊、视物如有膜、视物昏花、视力减退、眼干涩、黏性分泌物增多、口干、口苦、大便干燥等。脉象上多弦，有脉洪大有力等肝郁化火，火邪上攻的征象，在这种情况下常选用化瘀清散汤合当归龙荟汤。

学生：老师，这个患者血压用中药控制得很好，一个月后随访也很好，那会不会在更久的将来，比如说一年或者两年以后，他的血压又出现升高呢？

老师：高血压目前在世界上也是个难题，大多数患者往往会在以后的几年里面再次出现血压升高现象，但是经过几次的中医药调理治疗往往会有很好的效果，加上良好的生活方式和改正不好的生活习惯，有的是可以终生不用服用西药降压药物的。

【传承心得体会】

该病例虽非急危病例，但亦实属较重病例，一诊来时血压180/120mmHg，平素于家中测量血压经常在150～160/100～110mmHg，如不抓紧治疗，可能会出现脑血管意外。该患诊断明确，中医诊断眩晕，西医诊断高血压3级，经中医辨证属气滞血瘀，热入营分。经活血化瘀，清热凉血解毒治疗，血压明显改善。随访知一直血压平稳，免去了患者常年服用降压药之苦。

本病常由恣食膏粱厚味，脏腑蕴热，内燔营血而生，常表现为身热夜甚，烦渴，大便秘结，小便黄赤，舌红绛，苔黄，脉数，治疗上采用活血化瘀，清热凉血解毒的方法来治疗本病，取得了很好的效果。高血压相当于中医学的眩晕、头痛。眩晕的辨证分型常有肝阳上亢、气血亏虚、肾精不足、痰浊中阻。头痛的辨证分型有肝阳头痛、肾虚头痛、血虚头痛、痰浊头痛、瘀血头痛。但在临床实际中情况千变万化，错综复杂，赵老能在辨证上辨明该患既有气滞血瘀，又有热入营分，且在治疗上找到了突破口，应用化瘀清散汤合清营汤，实属不易。实乃多年临床经验使然。化瘀清散汤主治瘀血阻滞脉络之动脉硬化诸证，如瘀血阻于头部，症见头晕目眩，头胀痛，面红耳赤，重者颜面及四肢麻木。合用清营汤，以清营解毒，配以养阴生津和“透热养阴”，使入营之邪热，透出气分而解。

化瘀清散汤合清营汤，治疗眩晕亦即高血压是赵老在临床上运用得心应手的一个方子，加减运用非常灵活，真正体现了“气血通而不滞，血活而不瘀，气通血活，何患疾病不除”，临床上最关键的是辨证要准确，比如说在气滞血瘀的同时怎样判断出夹杂有气虚、血虚，首先就要看症状，除有头胀、头痛、胸痛等气滞血瘀症状外，还兼有乏力，少气懒言，四肢无力，在脉象上弦中有细，沉取稍感脉弱而微等。而本案患者除气滞血瘀以外，还兼有热入营分，症见头胀、心烦、口干、口渴、失眠等症，脉象除脉弦外还兼见数脉。故在主症基础上兼顾兼症，只有辨证准确，方能取得很好的疗效。大多数患者常常由于久病失养，或者年老体弱，或先天禀赋不足，营养不良或劳倦过度或各种疾病引起的脏腑功能衰退，均可导致气虚血瘀，究其机理，乃气虚无力推动血运，致使血行迟缓，血流欠通，阻滞成瘀，瘀血变成了气虚的病理产物，而成气虚血瘀证。

化瘀清散汤的加减应用，正是顺应了疾病的发生发展规律，从而达到了良好的治疗效果，化瘀清散汤合清营汤只是赵老所创众多化瘀清散汤加减化裁中的一个。在这方面，赵老还有很多突破性的应用，比如说化瘀清散汤合当归龙荟汤，化瘀清散汤合桂枝茯苓汤，化瘀清散汤加桃仁、黄芪、桂枝、三七、鸡血藤等，化瘀清散汤加豨莶草、天麻、胆南星等。还有服法不同，也是赵老自创，比如早晚服用化瘀清散汤，中午服用气滞伤食方等。在浩瀚无垠的知识海洋中，赵老奋力遨游，上下求索，期待有更好的方剂，为患者创造了一个又一个奇迹。

（三）案例 3：心绞痛方治疗青年高血压效案

姓名：肖某。性别：男。年龄：36 岁。

初诊（2020 年 6 月 19 日）

主诉：头痛伴心前区间断性疼痛 7 天，加重伴头晕 1 天。

现病史：该患于 2020 年 6 月 12 日无明显诱因，反复出现头痛，伴随心前区间断性疼痛，无恶心、呕吐，就诊于延边医院门诊，多次测量血压均高于 150/95mmHg，血压最高达 175/120mmHg，被诊断为“高血压”，不规则服用降压药，血压控制尚可，但仍然伴随心前区间断性疼痛，就诊前一天感头痛加重，伴随头晕，遂于赵继福门诊治疗。

刻下症：头痛，头晕，多痰，容易疲倦，大便不成形，舌色红，舌苔白厚腻，脉象弦数而有力。

查体：血压 180/120mmHg。

西医诊断：高血压。

中医诊断：眩晕（气滞血瘀证）。

治法：活血化瘀，通络止痛。

方药：心绞痛方。

桃仁 15g，红花 15g，赤芍 15g，延胡索 5g，丹参 30g，牛膝 20g，瓜蒌 20g，三七粉 6g（冲），薤白 10g，葛根 30g，地龙 20g。7 剂。

煎服方法：每剂药，水煎两次，共取汁300mL，日1剂，每次150mL和三七粉3g一起服用，日2次口服。

二诊（2020年6月28日）

症状：服上方2天后患者头痛、头晕减轻，心前区疼痛消失。患者自述服药4天后自测血压140/90mmHg左右，就诊当时无不适感，脉弦数，但弦象较之前有明显减轻。

查体：血压130/80mmHg。

方药：上方继服，7剂。

随访（2020年7月20日）

患者血压无明显波动，可维持在120/80mmHg左右，在此期间也无任何不适症状。

【师徒评案】

学生：这位患者身材高大壮实，腹部比较大，根据他的症状我想他的高血压可能是痰浊内蕴引起的，最先想到在天麻钩藤饮和清脑降压汤中选择其一，您觉得可行吗？

老师：看病主要还是体会脉，一定要结合患者脉象，看他到底是肝阳上亢、气滞血瘀，还是痰湿内蕴，只是通过脉象之外的症状来辨证论治很容易出现偏差。

学生：老师，这位患者初诊时，从脉象上看，脉弦数有力，并且脉体宽，脉管较硬，我判断这位患者是气滞血瘀引起的高血压，但是这位患者只有36岁，而且患高血压的时间也很短，无其他既往病史，我曾在肝阳上亢型与气滞血瘀型之间有过纠结，最后，还是决定把脉象作为诊断和处方的主要依据，给患者使用了您的心绞痛方加上丹参、葛根和地龙。患者服用后效果显著，但我还是心存疑虑，老师您觉得我的诊断思路是否存在问题？或者只是这一次运气好，恰好选中了正确的方剂呢？

老师：患者服药后症状减轻，说明方是对症的。以脉诊病用药，这个思路其实是没有问题的。这个患者的脉体宽、脉管硬，脉弦数有力，这是很典型的气滞血瘀脉象，而且，他的伴随症状里还有心前区疼痛，这也表明患者是存在气滞血瘀问题的，所以你选择心绞痛方是没有问题的，再加上丹参、葛根、地龙，加强了活血化瘀的力量，能够更好地起到降压效果。

学生：老师，这位患者在服用了14剂心绞痛方后，血压趋于正常，血压波动较小，之后该如何调理才能预防血压反弹的可能性？

老师：先看他的脉怎样，如果还是有血瘀的脉可以用化瘀清散汤，定期复诊体会他的脉，如果脉管逐渐变软，血瘀的情况逐渐减轻，血管状态越来越好，他反弹的可能性就很低了，患者平素要注意低盐饮食，忌腌制食物，控制情绪。

学生：老师，我觉得我在区分肝阳上亢和气滞血瘀的弦脉时，偶尔还是会有犹豫，老师您在判断这两种类型的弦脉时，有什么诀窍吗？

老师：肝阳上亢证和气滞血瘀证的脉象特征都是比较明显的弦脉，但是两者还是有所区别的，重点就在脉体的宽度和力度上，但是要想更好地掌握和区分就需要在临床上不断积累，细细去体会。

【传承心得体会】

高血压是临床常见的慢性疾病，也是心脑血管疾病的第一高危因素。中医理论中并没有高血压这个病名，但根据高血压的临床表现把它归属于中医“头痛”“眩晕”等范畴。

本病例西医明确诊断为高血压。中医诊断为头痛，气滞血瘀证。回忆跟随赵老出诊期间，许多病例使用纯中药治疗高血压，效果十分显著，并且预后良好，反弹率很低。所以本人十分自信地采用了赵老的方法，使用纯中药治疗，疗效显著，患者血压稳定，症状消失。

通过本次病例的诊疗过程以及老师的指导学习，再一次让我切身体会到了中医辨证论治的重要性。患者初诊时，我通过患者的外形、身材以及问诊情况，第一个想到的病机是肝阳上亢，然后经过脉诊之后，就陷入沉思，患者脉象弦数有力，符合肝阳上亢的脉象，如果是赵老，应该会用天麻钩藤饮，但是指尖脉的跳动，始终给我一种说不出的违和感，再细细体会，这位患者年龄较轻，但脉管较硬且脉体较宽，和他的年纪很不相符，而且弦脉明显，这应该是气滞血瘀的脉象，想到赵老常教导我们看病要重视脉，而且我认为这位患者的脉象是气滞血瘀的弦脉，所以打消了内心的顾虑，给患者用了7剂心绞痛方加丹参、葛根、地龙。患者二诊来时情况明显好转，弦脉明显减轻。之后进行随访，患者的症状消失，血压正常。

我发现当以躯体症状作为切入点建立诊疗思维，一旦遇到疑难杂症，很容易陷入迷宫之中找不到出口，但是像赵老以脉诊为切入点建立条理清晰的诊疗思维，是以脉的“不变”应对躯体症状的“万变”，即可得到非常好的疗效。从而体会到老师看病非常注重脉象。

四、疏肝泻火法治疗青年女性高血压伴短暂昏迷

姓名：蒋某。性别：女。年龄：32岁。

初诊（2019年8月25日）

主诉：头晕3年，加重3天。

现病史：3年前患者出现头晕症状，遂就诊于当地医院，测血压180/100mmHg，经系统诊查，诊断为“原发性高血压3级”，此后服用多种降压药物联合降压，效果均不佳，血压波动较大，每遇情志变化后加重，3天前，患者情绪激动后头晕加重，出现短暂昏迷，为求中医药治疗来赵继福名老中医门诊就诊。

刻下症：头晕，急躁易怒，胁肋胀痛，情志不畅，精神抑郁，月经不调，月经前胸部胀痛，舌苔薄白，舌色暗红，脉弦。

西医诊断：高血压3级。

中医诊断：眩晕（肝郁气滞证）。

治法：疏肝解郁。

方药：逍遥降压汤加减。

栀子15g，黄芩15g，菊花15g，柴胡15g，白芍20g，茯苓30g，钩藤30g（后下），夏枯草30g，当归20g，薄荷10g，珍珠母50g，龙胆草10g，葛根20g，牛膝25g，香附15g，郁金25g，百合50g，王不留行15g，橘核15g，麦冬20g，生麦芽25g。7剂。

煎服方法：每剂药，水煎两次，共取汁300mL，日1剂，每次150mL，饭后半小时口服。

二诊（2019 年 8 月 31 日）

症状：服上方后，情志不畅症状减轻，头晕减轻，仍眠差，多梦。

方药：继服上方，7 剂。

三诊（2019 年 9 月 7 日）

症状：服上方后，情志不畅症状减轻，头晕减轻，眠差略缓解、多梦。

方药：继服上方，7 剂。

随访

3 个月后随访，患者每日监测血压均正常，睡眠可，周身不适明显减轻。

【师徒评案】

学生：老师，高血压患者咱们治疗的挺多的，但这种高血压伴有轻度抑郁的患者临床中多见吗，这两个病之间的关系是什么呢？

老师：西医认为高血压的发病除躯体因素外心理因素起很大作用，尤其是长期焦虑可引起自主神经功能紊乱，交感神经兴奋，肾素 - 血管紧张素 - 醛固酮系统失衡，可引起血压升高、心率加快；另外，血黏度增加也易使人患高血压。患高血压后长期服用降压药物，患者思想负担重又易导致心理障碍，两者相互影响，互为因果，形成恶性循环。中医在临床辨证中，因为肝郁气滞，日久肝郁化火、肝阳上亢导致的高血压也不在少数，尤其是现在人们生活、工作压力大，情绪调节不好，临床上这种类型更常遇到。

学生：老师，高血压这个疾病，在临床中就诊的患者很多，这个您辨证为肝郁化火的原因是什么呢？

老师：高血压这个病属于中医之“眩晕”，发病原因主要是情志失调、饮食不节、内伤虚损、先天禀赋等原因。尽管原因有多种，但其发展过程中诸因素作用都可导致肝郁不舒。怒伤肝，怒则气上，肝之疏泄功能失常，导致肝气上逆，血随气逆并走于上。《素问·生气通天论》曰：“大怒则形气绝，而血菀于上，使人薄厥。”在西医方面，一量血压此时就高了，所以西医诊断为高血压，而中医则辨证为肝郁化火。我在临床上辨证为肝郁化火的高血压多见于女性，脉象上多表现为弦滑、弦数，再结合问诊，是否有易怒、心烦，以及经期胸胀等症状，一般就能辨证准确了，大家在临床上应多多跟诊才能掌握病理脉象。

【传承心得体会】

本案特点：①西医诊断明确：根据患者症状、体征及理化检查结果，高血压诊断明确。②轻度抑郁患者：患者因高血压长期应用降压药物思想负担重易导致心理障碍，高血压与焦虑相互影响，互为因果，导致恶性循环。③给予健脾的同时，应增加理气之药物，疏肝解郁，气机方可调畅。

通过跟诊，深刻体会到治疗高血压应把中医辨证与西医辨病结合起来。有些患者其他证候、症状改善较好，但血压却降得不理想，往往是没有掌握或不熟悉中药的降压效果。有些还无意中在处方中使用了升压药物，使升降抵消。在中医辨证、西医辨病治疗高血压及并发症时应尽量选用既对症又降压的中药，如天麻、钩藤既治眩晕又降压，可做到一举两得。用川芎既治头痛又降压，还可以改善微循环，做到多靶点治疗。高血压患者需要长期服药，而大量的药物会造成患者心理负担加重，所以所选药物更应安全有效，这样才能达到我们的治疗目的。

综上，本案启示我们，多跟诊、多临床，继承名家经验，并对中医理论融会贯通，灵活运用，精准辨证与精准用药相结合，才能解决临床疑难杂症。

第二节　心血管病专篇

在我国，随着人口老龄化和社会城镇化步伐的加快，心血管病的发病率和患病率持续上升。心血管病已经成为全世界首要的死亡原因，其死亡率为32%。据推算，我国心脑血管病现患人数为2.9亿，其中冠状动脉粥样硬化性心脏病（冠心病）患者1100万。因此，积极治疗心血管疾病将有助于延长人们的寿命，并提高生活质量。

常见的心血管病以冠心病居多，具体包括心律失常、心绞痛、心肌梗死、心力衰竭等。治疗基本原则是扩张冠脉血管、改善血流、改善心肌供氧、降低心脏负荷等。常用药物：硝酸酯类制剂，能起到扩张血管和外周静脉的作用，可减少心肌耗氧量，增加冠脉血液的供应；抗凝剂，比如阿司匹林、氯吡格雷、低分子肝素等；β 受体阻滞剂，比如倍他乐克，用来控制心率、降低血压、调节代谢、促进血液循环和降低心脏负荷，使缺血的心肌达到再灌注。此外，手术介入、溶栓和搭桥的治疗，对于许多药物无法解决的心血管疾病有很好的治疗作用。

中医的心悸、胸痹、心痛等疾病都属于心血管疾病范畴。多与寒邪内侵、饮食、情绪、劳累、年老体弱等有关。主要与心、脾、肾、肝密切相关。其辨证分型为心血瘀阻、气滞心胸、痰浊闭阻、寒凝心脉、心肾阴虚、心肾阳虚等证型。以胸闷、气短、心悸、胸痹心痛、劳累后加重等为主要表现。常用方药：血府逐瘀汤、柴胡疏肝散、瓜蒌薤白半夏汤、涤痰汤、枳实薤白桂枝汤、当归四逆汤、天王补心丹、炙甘草汤、右归饮等加减。中医治疗可以减少西药的副作用，减轻心脏负荷，并能调整阴阳，使患者生活质量大大提高。

赵老治疗心血管病有着自己独特的见解，特别是对脉象的体会，他临床经验丰富，疗效肯定。无论是心律失常、心绞痛、心肌梗死还是心力衰竭，总体的辨证都是首先要辨虚实，其次为辨气血，临床上虚实夹杂者较为多见。赵老治疗心脏病主要分以下几种类型。

实证：临床上病因主要与情志失调、寒邪内侵、饮食不当等关系密切。包括心血瘀阻、肝郁气滞、寒凝心脉等证型。对于心血瘀阻型，辨证要点：胸闷，胸痛，心悸等，舌质紫暗、有瘀斑，脉象弦涩，脉位多在中下位；多选用心绞痛方进行治疗，赵老治疗心病善用桂枝，认为桂枝具有温养心脉之功，多用至 10g；对于郁热灼伤心脉者使用化瘀清散汤加减。其次是肝郁气滞型，辨证要点是：胸胁胀满，疼痛，心前区不适或向左肩背放射、心悸、易怒、口苦等，舌质紫暗，脉弦数，脉位偏上，脉有数象；使用柴胡疏肝散加减。第三是寒凝心脉型，辨证要点：心前区疼痛，甚至心痛彻背、背痛彻心，遇寒加重，心悸，气短，形寒肢冷等，舌质隐青，脉沉弦紧，脉位在下；选用瓜蒌薤白汤加减。

虚实夹杂证：临床上虚实夹杂证型的患者居多，其中又以中老年人多见，平素体质虚弱，肾气亏虚，肾阳虚衰不能鼓动心阳，引发心阳不振，血脉失于阳之温煦、气之鼓动，则气血运行不畅，发为心痛、心悸。首先是气阴两虚、心血瘀阻型，辨证要点主要是心悸、胸闷痛、口干、心烦、睡眠差等，舌红少苔或舌质暗红苔薄白，脉弦细数；赵老选用调心汤、益气养阴通脉方治之，本例突出了异病同治的特点，因为赵老也会用调心汤治疗心悸、使用益气养阴通脉方治疗胸痹；血瘀重的，加活血药，比如当归、水蛭、土鳖虫等；肾虚重的，脉象细或细数者，加淫羊藿、山茱萸、生地黄、柏子仁等；同时伴有眩晕、血压升高，脉象弦而有力者，加丹参、葛根、地龙等。其次是气阴两虚型，临床主要表现为心悸、胸闷、口干、心烦、眠差等，舌红少苔，脉细数；使用三参稳律汤加减。再次是气虚血瘀型，其辨证要点是心悸、乏力、胸闷、气短、心前区不适等，舌质隐青，苔白，脉弦沉取无力；赵老使用平律合剂治疗，本方剂适用于心悸重、心脏停跳感强，心电显示频发早搏（房早、室早、交界性早搏）的患者，该方剂具有药味少、力量强、疗效快等特点。

虚证：该证型多素体虚弱，气虚不能濡养血脉。临床症状多见心悸、胸闷、乏力、气短、怕冷、睡眠差等，舌淡苔白，脉沉而无力，多使用自拟生脉散加减；肾阳虚者加淫羊藿、巴戟天等；心率慢者加麻黄、桔梗等；伴手足心热者加女贞子、旱莲草等。该方剂临床使用见效快，通过辨证分析也应用于心衰、风心病等心脏疾病。

赵老治疗心脏病，有着几十年的临床经验并继承有祖传方剂，他不断地学习经典、创新思维，临床上使用方剂也更得心应手，疗效肯定。老师的临证思维除了体现在用药方剂上，还体现在辨证和加减用药上。现将赵老治疗心脏疾病的系列案例。

一、益气养阴通脉方治疗下肢动脉硬化案

姓名：高某。性别：男。年龄：74 岁。

初诊（2020 年 7 月 4 日）

主诉：双下肢肿胀伴麻木 5 年。

现病史：患者无明显诱因双下肢肿胀伴麻木 5 年。经治疗未见明显好转，为寻求中医系统治疗，前来赵继福教授诊室就诊。

刻下症：双下肢浮肿伴麻木，右下肢浮肿明显，双下肢皮肤有褐色斑点，成片状，心悸，头晕，乏力，二便正常，睡眠可，舌淡红，少苔，脉细数。

既往史：心房纤颤。

查体：血压 130/80mmHg，心音强弱不一，节律不整。

辅助检查：

双下肢动静脉彩超：双下肢动脉硬化伴斑块形成、左下肢及右小腿大隐静脉曲张、双侧股总静脉瓣及股隐静脉瓣轻度反流、双小腿下段皮下淋巴水肿。

心电图：心房颤动、完全右束支传导阻滞。

心脏彩超：双房增大，主动脉弹性减退、二尖瓣及肺动脉瓣少量反流。

西医诊断：下肢动脉硬化、下肢静脉曲张、心房纤颤。

中医诊断：痹证、心悸（气阴两虚，心血瘀阻证）。

方药：益气养阴通脉方合肾虚血瘀方加减。

黄芪 30g，太子参 30g，麦冬 15g，丹参 15g，川芎 15g，地龙 15g，白芍 15g，葛根 15g，炒酸枣仁 30g，合欢花 15g，牡蛎 15g，淫羊藿 20g，山茱萸 15g，生地黄 20g，柏子仁 20g，土鳖虫 10g，水蛭 10g，当归 20g，桂枝 20g，苦参 10g，丝瓜络 15g，桃仁 15g。7 剂。

煎服方法：水煎两次，取汁 300mL，日 1 剂，每次 150mL，日 2 次口服。

二诊（2020 年 7 月 11 日）

服用上方后双下肢浮肿减轻，麻木明显缓解，皮肤颜色变浅，仍有心悸。

查体：血压 120/70mmHg。

方药：上方加苏木。

黄芪 30g，太子参 30g，麦冬 15g，丹参 15g，川芎 15g，地龙 15g，白

芍 15g，葛根 15g，炒酸枣仁 30g，合欢花 15g，牡蛎 15g，淫羊藿 20g，山茱萸 15g，生地黄 20g，柏子仁 20g，土鳖虫 10g，当归 20g，桂枝 20g，苦参 10g，丝瓜络 15g，桃仁 15g，苏木 10g。7 剂。

煎服方法：水煎两次，取汁 300mL，日 1 剂，每次 150mL，日 2 次口服。

【师徒评案】

学生：老师，该患者下肢动脉硬化、静脉曲张、皮肤黑斑、发红，如果不及时治疗很快就会发生溃烂，这个时候您治疗的却是心悸，而未针对下肢动脉硬化来治疗，这是为什么呢？怎么去把握选方？

老师：首先，用什么方取决于辨证结果。其次是用益气养阴通脉方具有益气养阴、活血化瘀的功效，既可以治疗心悸，又可以兼顾下肢动脉硬化等症状，这也是异病同治的道理。比如之前我们治疗胃胀、打嗝的患者，使用保和汤后腿肿也随之消失了。

学生：老师，这个患者房颤是陈旧性的，西医不主张陈旧的房颤复律，否则易形成血栓，我们治疗这个房颤会不会有危险？

老师：那是西医说的，中医没有，而且临床上很多患者吃了中药，陈旧性的房颤也转为窦性心律了。我在我们疗区查房时对有的患者一摸脉就知道是新发的房颤还是陈旧的房颤，新发的和陈旧的房颤只是和服药时间的长短有关系，新发的房颤临床有的服一两剂中药就能好，陈旧的房颤可能恢复慢些，但是也没有形成血栓。

学生：老师，您刚才说一摸脉就知道是新发的房颤还是陈旧的房颤，脉有什么不同呢？

老师：新发的房颤脉象有力、弦数、结代；陈旧的房颤脉象无力、弦数、结代。这两个脉主要是有力和无力的区别。

学生：患者第一次服药后症状明显改善，二诊时又加了苏木，这是为什么呢？是用了苏木哪方面的功效呢？

老师：苏木我较为常用，它具有活血祛瘀、增加方剂的通血脉作用；还有，丝瓜络也是取通络的作用。

学生：通过这个病历我知晓并了解了您在治疗过程中的整体思维，我是这样理解的，对于心律失常、心房纤颤的患者，益气养阴通脉方是您的常用方剂之一，如果该患者没有心脏方面的疾病，只是下肢动静脉的问题，您可能会用到动脉硬化闭塞症方或者桂枝茯苓汤，因为要兼顾心脏方面，您选择了益气养阴通脉方，我这样理解是否正确？老师，三个方剂在临床运用时有什么区别呢？

老师：你说的对，如果只是单纯的下肢动脉硬化，可以根据脉象选择动脉硬化闭塞症方或者桂枝茯苓汤。三者功效的区别是：益气养阴通脉方主要是益气养阴，活血化瘀；桂枝茯苓汤主要是活血化瘀；动脉硬化闭塞症方既治疗血瘀又治疗气滞，主要是行气活血的作用。三者对应脉象的区别：益气养阴通脉方的脉象是弦细数，桂枝茯苓汤的脉象为弦涩脉，动脉硬化闭塞症方的脉象为弦硬脉。另外，动脉硬化闭塞症方的症状大多数都伴有气滞引起的胃胀、胃痛等症，所以我还经常把动脉硬化闭塞症方配合气滞伤食方一起使用，这样效果更好一些。

学生：老师，动脉硬化闭塞症方里面有黄芪，是为什么呢？这个方是治疗气滞血瘀，脉是弦硬有力的脉，哪里体现出气虚呢？

老师：体现不出气虚。这个动脉硬化闭塞症方是治疗气滞血瘀证，使用黄芪主要是气行则血行，气具有推动作用，可以增加活血的力度。

学生：我认为用动脉硬化闭塞症方的患者脉是脉体宽大又弦，脉体宽大是不是因为气虚？

老师：不是气虚。临床上脉体宽的多见于老年人。风心病的患者也会出现脉宽大。

学生：老师，适用动脉硬化闭塞症方的患者弦脉的硬度和化瘀清散汤的一样吗？

老师：不一样，动脉硬化闭塞症方的患者脉比化瘀清散汤的脉更硬一些。化瘀清散汤里面有热象，脉是弦数。

学生：化瘀清散汤的脉像青木头，动脉硬化闭塞症方的脉像老木头，对不？

老师：这个比喻很对。

【传承心得体会】

本案特点：①西医诊断明确，根据患者症状、体征及检查结果诊断为心律失常－心房纤颤，下肢动脉硬化；②西医治疗效果不理想，心房纤颤、动脉硬化引起的双下肢浮肿、皮肤色暗、有瘀斑，经西医治疗未见好转。该患者为老年男性，病程较长，赵老根据患者的四诊资料使用中药治疗效果明显。疗效的取得在于赵老辨证准确，用药精准。

本案例中体现了中医的整体观念与辨证施治的重要性。西医和中医的理论体系不同，治疗理念也不同，西医不建议陈旧房颤复律，目的是防止栓子脱落；中医是通过辨证诊治疾病。本病例是气阴两虚、心血瘀阻引起的心悸、脉痹，患者以下肢肿胀就诊，脉为弦脉，学生以为病机应该是气滞血瘀，会使用动脉闭塞症方。赵老却使用益气养阴通脉方，是因为益气养阴通脉方的脉为弦细数而动脉硬化闭塞症方的脉为弦硬。

通过本案例的学习，学生知道脉象体会是辨证的关键，这个需要细细摸索，日益积累才可以准确把脉，方可达到好的效果。赵老在用药上也是有讲究的，本案例中，赵老善用苏木增加通血脉的作用。动脉硬化闭塞症方中黄芪不仅仅可以补气，还可以增加活血力度。这也看出气和血之间的关系。因此，整体观念、辨证施治是中医诊治疾病的关键所在。

二、纯中药治疗特发性水肿案

姓名：潘某。性别：男。年龄：64岁。

初诊（2017年12月30日）

主诉：胸闷气短反复发作15年，加重伴周身浮肿1个月。

现病史：患者缘于15年前无明显诱因后出现胸闷、气短、乏力等症状，遂就诊于延边医院，经相关检查，考虑冠状动脉粥样硬化性心脏病，遂给予改善心脏供血治疗后病情缓解。近1个月无明显诱因病情反复，并伴周身浮肿，于当地医院、吉大一院对症治疗，仍存在周身浮肿，且应用西药静点后，浮肿加重。患者遂就诊于北京协和医院，经检查诊断为特发性水肿。因无法应用西药，为求中医药系统治疗，前来赵继福名老中医门诊就诊。

刻下症：周身水肿，不能行走，胸闷，气短，乏力，双下肢无力，饮食差，睡眠欠佳，小便少，大便干，舌质红，舌体胖大，苔白，脉沉细。

既往史：肾病综合征病史 1 年，脑梗死病史 1 年。

理化检查：N- 端脑利钠肽前体 6438pg/mL。尿常规提示管型计数 4.62/μL，蛋白（+++），透明管型 3.30 个 /μL，管型计数（高倍视野）1.05/HPF。血常规提示中性粒细胞百分比 81.70%，血红蛋白 162.00g/L，淋巴细胞百分比 11.50%，嗜酸性粒细胞百分比 0.10%，嗜酸性粒细胞计数 0.01×10^9/L。肝功能显示前白蛋白 184mg/L，总蛋白 57g/L，白蛋白 36g/L。心电图提示 ST 改变。肺部 CT 显示考虑双肺间质性病变、动脉粥样硬化、双侧胸腔积液。

西医诊断：特发性水肿，冠状动脉粥样硬化性心脏病，稳定型心绞痛，心功能Ⅱ级；肾病综合征；间质性肺炎；双侧胸腔积液；脑梗死；低蛋白血症。

中医诊断：水肿（心肾阳虚证）。

治法：温补心肾。

方药：生脉散加减。

人参 15g，麦冬 15g，五味子 10g，炮附子 7.5g（先煎），肉桂 10g，丹参 15g，黄芪 25g，当归 15g，远志 15g，菟丝子 15g，茯苓 50g，小茴香 15g，淫羊藿 20g，巴戟天 20g，仙茅 10g。7 剂。

煎服方法：每剂药水煎两次，共取汁 300mL，日 1 剂，分 2 次服用。

同时停用西药利尿剂及一切静点药物。

二诊（2018 年 1 月 4 日）

症状：胸闷、气短、乏力、活动后喘促及周身水肿明显减轻；双下肢无力，饮食差，睡眠欠佳，小便少，大便干，舌质红，舌体胖大，苔白，脉沉细。

方药：继服上方，7 剂。

煎服方法：每剂药水煎两次，共取汁 300mL，日 1 剂，分 2 次服用。

三诊（2018 年 1 月 13 日）

症状：胸闷、气短、乏力、活动后喘促及颜面及周身水肿明显减轻，可沿床边活动，双下肢无力缓解，饮食差，睡眠欠佳，小便少，大便干，舌质红，舌体胖大，苔白，脉沉细。

复查尿常规显示蛋白（++），管型计数 14.96/μL，管型计数（高倍视野）3.4/HPF。

方药：继服上方，7 剂。

煎服方法：每剂药水煎两次，共取汁 300mL，日 1 剂，分 2 次服用。

【师徒评案】

学生：老师，这个患者来的时候全身重度水肿，于各大西医院诊治均无效，我看您当时很有信心，老师您以前经常接触这类患者吗？您治疗水肿的主要思路是什么？

老师：像水肿这类疾病，临床多见。引起水肿的原因很多，《景岳全书》云："凡水肿等证，乃肺脾肾相干之病……今肺虚则气不化精而化水，脾虚则土不制水而反克，肾虚则水无所主而妄行。"故水肿的病位与肺、脾、肾相关。比如说更年期的女性患者，脾肾阳虚型的水肿多见，有的患者很多年都不能治愈，但这种水肿不致命。而这个患者属于比较重的，他如果治疗不及时，会危及生命。我当时考虑他属于心气不足、肾阳虚导致的水肿。所以选用了生脉散加减，同时加入补肾阳的药物。

学生：老师，这个患者水肿较上次减轻了，我注意到这个方子里面加了小茴香，而平时我在跟诊过程中看老师治疗水肿的患者经常用防己，这个患者为什么没有加防己而是加小茴香呢？

老师：这个患者我考虑还是心肾阳虚型水肿。他初次就诊时，阴囊都是肿大的。小茴香性温，味辛而甘，具有理气和胃、散寒止痛的功能，可治疗寒疝腹痛、睾丸偏坠、睾丸鞘膜积液及阴囊肿大等病症。防己这味药我主要考虑它的性味苦寒，更易损伤阳气，所以这里没用防己。

学生：老师，这个患者水肿已经明显减轻了，可以下地行走了，我们感到非常神奇，对于此类的患者在后续治疗上需要注意什么呢？

老师：这类患者病程都比较长，身体比较弱，一个是要注意避免感冒，二是轻易不要应用抗生素，还有苦寒、泻下的药物，避免伤正气。可以用一些益气的药物调整，巩固疗效。

【传承心得体会】

本案特点：①老年男性；②特发性水肿诊断明确；③水肿严重，西医治疗无效；④纯中医中药治疗获得明显好转。西医学将特发性水肿又称为“功能性水肿”“体位性水肿”，这是一种原因未明、发病机制尚未完全确定、缺乏特异性诊断的水盐代谢紊乱综合征。西医治疗本病以利尿、调节神经为主，疗效欠佳；而且利尿剂不仅无效，而且还会加重病情，因此，目前尚无有效的治疗方案。

特发性水肿，中医学中并无此病名，属于中医学“水气病”“水肿”的范畴。历代大多数医家将此病的病因病机归于肺、脾、肾三脏功能失调，治疗上常以宣肺健脾、温阳利水为主。“肾者水脏，主津液。”生育不节，房劳过度，或久病伤肾，以致肾气虚衰，不能化气行水，导致膀胱气化失常，开合不利，引起水液潴留体内，泛滥肌肤，而成水肿。

赵老主要根据脉象辨证为心肾阳虚证，以自拟的生脉散为主方加减治疗。本方在经典生脉散方的基础上，加入温补肾阳的药物，如肉桂、附子、小茴香、淫羊藿、巴戟天、仙茅等，使得阳气充足，膀胱气化功能增强，则水自消。

临床中个人体会，脉象表现为沉细或沉弱的这类无力的脉象，结合患者临床表现，可以考虑运用赵老的生脉散治疗。有些患者阳气不足，运血无力，还可出现血瘀的情况，那就是在赵老的生脉散方的基础上，加用活血化瘀的药物，如桃仁、红花、丹参、川芎等。阳虚血瘀证多见于老年人的心脏类疾病，因此，该方还用来治疗心气虚、心阳虚导致的心律失常、心动过缓、心包积液、心绞痛等疾病。

参考文献

【1】万学红，卢雪峰．诊断学［M］．北京：人民卫生出版社，2015.

三、活血祛瘀与理气并行治疗胸痹病

姓名：国某。性别：男。年龄：63岁。

初诊（2019年8月31日）

主诉：胸闷头晕多年。

现病史：患者胸闷头晕多年，每因情绪激动，生气后胸闷头晕明显，近日因生气后胸闷头晕加重，欲求中医治疗，遂来我院赵继福门诊就诊。

刻下症：胸闷，气短，头晕，易怒，胃胀，打嗝，颈部僵硬不适，纳可，眠可，二便尚可。

既往史：有高血压、肾结石、糖尿病及前列腺增生病史。长期饮酒史。

查体：血压150/90mmHg，舌质暗红，苔白腻，脉弦滑。

理化检查：心电图显示ST–T改变。心脏彩超显示左室舒张功能减退。

中医诊断：胸痹（气滞血瘀证）。

西医诊断：冠心病，高血压。

治法：活血祛瘀理气。

方药：

1. 心绞痛方加减

桃仁20g，红花20g，赤芍20g，延胡索10g，瓜蒌20g，薤白10g，丹参30g，牛膝10g，地龙20g，葛根20g，茜草15g，鳖甲20g，王不留行20g，三七粉10g（冲）。7剂。

煎服方法：每剂药水煎两次，共取汁300mL，日1剂，每次150mL，顿服。

2. 气滞伤食方

黄连10g，草豆蔻10g，青皮10g，香附10g，陈皮15g，白术10g，枳实10g，苍术15g，猪苓10g，泽泻10g，赤茯苓10g，瓜蒌仁5g，槟榔10g，砂仁15g，莱菔子15g，神曲15g，炒麦芽15g，黄芩10g，厚朴5g，甘草5g。4剂，免煎颗粒。

服法：1次1袋，开水冲服，每次150mL，中午1次顿服。

二诊（2019年9月7日）

患者服药后胸闷气短减轻，头晕改善，易怒，胃胀打嗝好转，颈部僵硬不适，性功能减退，乏力，纳可，眠可，二便尚可。

查体：血压 120/80mmHg，舌质暗红，苔白腻，脉弦滑。

方药：大补元煎。

人参 15g，炒山药 20g，山茱萸 15g，杜仲炭 15g，枸杞子 20g，当归 15g，炒白术 15g，炙甘草 10g，炒酸枣仁 25g，夜交藤 25g，熟地黄 30g。14 剂。

煎服方法：每剂药水煎两次，共取汁 300mL，日 1 剂，每次 150mL，顿服。

三诊（2019 年 9 月 21 日）

患者服药后胸闷气短减轻，头晕乏力改善，易怒，无胃胀打嗝，颈部僵硬不适，性功能减退好转，纳可，眠可，二便尚可。

查体：血压 120/80mmHg，舌质暗红，苔白腻，脉弦滑。

方药：心绞痛方加减。

桃仁 20g，红花 20g，赤芍 20g，延胡索 10g，瓜蒌 20g，薤白 10g，丹参 30g，牛膝 10g，地龙 20g，葛根 20g，三七粉 10g（冲）。7 剂。

煎服方法：每剂药水煎两次，共取汁 300mL，日 1 剂，每次 150mL，顿服。

四诊（2019 年 9 月 28 日）

患者服药后胸闷气短好转，头晕不明显，乏力好转，易怒改善，仍有颈部僵硬不适，纳可，食可，二便尚可。

查体：血压 120/80mmHg，舌质暗红，苔白腻，脉弦滑。

方药：患者诸症缓解，效不更方，继服上方 14 剂。

五诊（2019 年 10 月 12 日）

患者服药后胸闷气短好转，无头晕，易怒改善，颈部僵硬不适减轻，时有乏力，纳可，食可，二便尚可。

查体：血压 130/80mmHg，舌质暗红，苔白腻，脉弦滑。

方药：大补元煎加减。

人参 15g，炒山药 20g，山茱萸 15g，杜仲炭 15g，枸杞子 20g，当归 15g，炒白术 15g，炙甘草 10g，炒酸枣仁 25g，夜交藤 25g，熟地黄 30g，地龙 20g，丹参 20g。14 剂。

煎服方法：每剂药水煎两次，共取汁 300mL，日 1 剂，每次 150mL，顿服。

【师徒评案】

学生：老师，方中您应用葛根、地龙，是对药吗？您一般在什么情况下应用这两味药？还有哪些您常用的有协同作用的药物？

老师：地龙活血通络，葛根解肌，两药不是对药，但两药合用，治疗颈部僵硬不适、项背强痛有很好的作用。现代药理研究表明葛根还有明显的降血压作用。故临床中血瘀所致的颈部僵硬不适、项背强痛可应用这两味药。

临床上我常一起用的药物还有香附、浙贝母，有软坚散结功效；桂枝、苦参合用治疗心律失常；麻黄、桔梗合用，麻黄借助桔梗升提作用，可增加开宣肺气之功。麦冬、五味子，以五味子之酸合麦冬之甘，有酸甘化阴之妙，而麦冬得五味子之收敛固涩之力，其滋阴益气之功更著，二药配伍，于治肺方中能滋肺阴，敛肺气，治虚劳久嗽；于安神方中，能宁心谧神，养心阴、静心神。还有很多这类的药物，可逐渐掌握积累。

学生：为什么苦参用量很小？

老师：桂枝、苦参用量不是很大，因为苦参药性苦寒，不适宜用量大；桂枝温通心阳，故两药合用可取得较好的疗效，临床上我主要是针对有心律失常的患者使用。

学生：老师，为何二诊、五诊时您应用大补元煎？

老师：根据患者症舌脉表现，患者脾气急躁，加之总是思虑过度，导致心脾两虚，故应用心绞痛方之后，再用大补元煎；补益促进活血，血行又能反过来补虚。大补元煎是“补肾”第一方，所治“男妇气血大坏，精神失守危剧等症”。景岳自云“此回天赞化，救本培元第一要方”，可见景岳对此方的重视，人参与熟地黄为本方之君药，张景岳云“凡诸经之阳气虚者非人参不可，诸经之阴血虚者非熟地不可”，“熟地之与人参，一阴一阳，相为表里，一形一气，互主生成，性味中正”。再辅以山药、甘草益气健脾，以补生化之源。枸杞、山茱萸滋补肝肾，填精补血。杜仲强腰益肾，增强熟地黄、枸杞子、山茱萸补血之功；更有当归直接补血。诸药协同，共奏补养元气、滋阴补血之功。还用于神经衰弱、阳痿、遗精等气血阴阳俱虚者，还可治疗原发性精子少、精子活动力差、精液量少、畸形精子超过正常及无精子排出等男科疾病。这个患者因为肾虚，有性功能减退，所以用了这个方子。

学生：老师，常言道“病来如山倒，病去如抽丝”。您用活血祛瘀理气法治疗胸痹患者，患者症状改善了，如何调理善后以防止病情复发呢？

老师：这就要根据患者的身体状况，中医治疗以辨证施治为基本原则，由于瘀血诱发原因较多，应根据具体情况选择药物，予以针对性的治疗。如还有血瘀之象，继续应用活血祛瘀治疗；如血瘀同时伴有内热，要清热养阴治疗；如有气血不足，应养气补血治疗；如体虚应同时使用益气、养血类药物治疗；气滞则应配合应用行气、通脉类药治疗。

应用活血化瘀类中药时，常会对胃肠道造成一定刺激，此时应合理应用健脾理气药物，尽可能降低药物的局部刺激作用。为避免急慢性胃炎及诱发消化道溃疡，可应用益气健脾类中药保护脾胃。

总之，在临床应用过程中，应重视辨证论治，这是中药合理使用的有力保障。中病即止是药物使用另一大原则，故临床应注意在药物应用期间，避免长期用药造成药物蓄积于机体内，导致不良反应的发生，控制活血化瘀类中药的应用时间可很好地避免出血。

【传承心得体会】

本案特点：①病程较长，治疗时间也较长，但取得了较好的效果；②胸痹兼性功能减退，中医辨证治疗获得痊愈。

该患者辨证以血瘀为主，同时兼有气滞，治疗过程中，应用心绞痛方活血祛瘀，因气滞同时中午加用了气滞伤食方以理气治疗，又因患者有前列腺增生病史，方中加入王不留行，故初诊后患者症状均有所改善。因二诊及五诊时患者思虑过度，日久心脾两虚，故应用大补元煎治疗，亦取得较好的疗效。患者因血瘀明显，颈部僵硬不适，故治疗过程中始终以活血祛瘀为主，所以治疗效果显著。

通过跟诊，深刻体会到中医的博大精深。取效关键是辨治准确，不要局限于“效不更方”，不要认为治疗有效果，就一方到底，或是认为增加活血通络药物的剂量就有效果，仍要望闻问切，四诊合参，灵活辨证及用药，方能取得更好的疗效。另外，即使患者同时有两个或两个以上的疾病，中医辨证可能基本病机一致，辨证准确，可一箭双雕。

四、化瘀清散汤加减治疗胸痹案

姓名：梁某。性别：男。年龄：44岁。

初诊（2019年7月8日）

主诉：胸痛、胸闷4天。

现病史：患者无明显诱因出现胸闷痛症状，于当地医院诊断为“冠心病”，给予改善循环等治疗，未见明显好转。为求中医治疗而来就诊。

刻下症：胸痛、胸闷，无气短，无心悸，睡眠可，饮食可，小便正常，大便略干，舌暗紫，苔黄腻，脉弦数有力。

既往史：高血压3年。脑梗死1年，未遗留后遗症。

辅助检查：心电图示显示窦性心律，ST–T改变。

西医诊断：冠状动脉粥样硬化性心脏病。

中医诊断：胸痹（郁热内结，瘀血闭阻证）。

治法：清热散结，活血化瘀通络。

方药：化瘀清散汤加减。

丹参15g，红花15g，地龙15g，牡丹皮15g，赤芍15g，柴胡10g，葛根15g，薄荷10g，桑枝15g，菊花15g，三棱10g，莪术10g，泽兰15g，桃仁15g，川芎10g，牛膝25g，鸡血藤30g，苏木15g，瓜蒌30g。7剂。

煎服方法：水煎服，每日1剂，每次150mL，早晚饭后半小时温服。

二诊（2019年7月15日）

症状：服上方后，胸痛、胸闷改善，无气短，无心悸，睡眠略差，饮食可，二便正常，舌暗紫，苔黄腻，脉弦数有力。血压140/90mmHg。

治法：清热散结，活血化瘀通络。

方药：化瘀清散汤加减。

丹参 15g，红花 15g，地龙 15g，牡丹皮 15g，赤芍 15g，柴胡 10g，葛根 15g，薄荷 10g，桑枝 15g，菊花 15g，三棱 10g，莪术 10g，泽兰 15g，桃仁 15g，川芎 10g，牛膝 25g，鸡血藤 30g，苏木 15g，瓜蒌 30g，茯神 25g，远志 15g。7 剂。

煎服方法：水煎服，每日 1 剂，每次 150mL，早晚饭后半小时温服。

三诊（2019 年 7 月 22 日）

症状：服上方后，胸痛好转，胸闷改善，无气短，无心悸，睡眠略差，饮食可，大小便正常，舌暗紫，苔黄腻，脉弦数。血压 140/90mmHg。

治法：清热散结，活血化瘀通络。

方药：继服上方，7 剂。

四诊（2019 年 7 月 29 日）

症状：服上方后，胸痛、胸闷基本消失，睡眠改善，活动后左侧上肢胀痛，饮食可，大小便正常，舌暗紫，苔黄腻，脉弦数。血压 130/90mmHg。

治法：清热散结，活血化瘀通络。

方药：化瘀清散汤加减。

丹参 15g，红花 15g，地龙 15g，牡丹皮 15g，赤芍 15g，柴胡 10g，葛根 15g，薄荷 10g，桑枝 15g，菊花 15g，三棱 10g，莪术 10g，泽兰 15g，桃仁 15g，川芎 10g，牛膝 25g，鸡血藤 30g，苏木 15g，瓜蒌 30g，茯神 25g，远志 15g，桂枝 20g，黄芪 50g。7 剂。

煎服方法：水煎服，每日 1 剂，每次 150mL，早晚饭后半小时温服。

五诊（2019 年 8 月 5 日）

症状：服上方后，胸痛、胸闷基本消失，睡眠改善，活动后左侧上肢胀痛好转，饮食可，大小便正常，舌暗紫，舌体胖大，边有齿痕，苔黄腻，脉弦滑。血压 130/100mmHg。

治法：祛痰化浊。

方药：祛痰降压汤加减。

天麻 15g，葛根 15g，清半夏 10g，炒白术 15g，丹参 20g，草决明 20g，豨莶草 20g，地龙 15g，益母草 50g，莱菔子 30g，黄连 10g。7 剂。

煎服方法：水煎服，每日 1 剂，每次 150mL，早晚饭后半小时温服。

六诊（2019 年 8 月 12 日）

症状：服上方后，活动后左侧上肢胀痛好转，近日头胀痛，饮食可，二便正常，舌暗紫，舌体胖大，边有齿痕，苔白略腻，脉弦滑。血压 140/100mmHg。

治法：活血散瘀，益气通络，健脾行气。

方药：

1. 动脉硬化闭塞症方

丹参 15g，红花 15g，地龙 15g，牡丹皮 15g，赤芍 15g，柴胡 10g，葛根 15g，薄荷 10g，桑枝 15g，菊花 15g，桃仁 20g，鸡血藤 50g，忍冬藤 50g，生黄芪 100g，当归 20g，桂枝 20g，茯苓 50g，丝瓜络 15g，三七粉 10g（冲）。7 剂。

煎服方法：水煎服，每日 1 剂，每次 150mL，早晚饭后半小时温服。

2. 气滞伤食方

黄连 10g，草豆蔻 10g，青皮 10g，香附 10g，陈皮 15g，炒白术 10g，枳实 10g，苍术 15g，猪苓 10g，泽泻 10g，赤茯苓 10g，瓜蒌仁 10g，槟榔 10g，砂仁 15g，莱菔子 15g，神曲 15g，麦芽 15g，黄芩 10g，厚朴 5g，甘草 5g。4 剂。

煎服方法：水冲服，每日半剂，每次 150mL，中午饭后半小时冲服。

随访（2019 年 9 月 20 日）

患者病情好转，无胸闷、胸痛，无头胀痛，血压 140/90mmHg 左右。未继续用药。

【师徒评案】

学生：老师，以前您用化瘀清散汤加减都是用于脑梗死或动脉硬化等疾病，现患者有胸痛、胸闷伴有脑梗死病史，用本方疗效颇为显著。所以想问您临床使用这个方子的具体思路是什么呢？

老师：脑梗死或动脉硬化等疾病是西医的说法，我虽然也常用此类病名来取方名，但从中医的角度来说，脑梗死、动脉硬化这类疾病的病机我基本都归为血瘀。是血瘀导致身体内血管变硬，从而引起的一系列疾病，这样你们就能从中医的角度来思考这个问题了。所以不能单纯地说有脑梗死或动脉硬化就用这个方。而是当患者的脉象出现血瘀之象时，才可以用这个方子。这个患者大便略干，舌暗紫，苔黄腻，脉弦数有力等表现，说明是郁热内结、瘀血闭阻心脉所致，故整体辨证后应用此方来清患者的内热及血瘀。

学生：老师，患者在第四诊时胸闷、胸痛基本消失，但出现活动后左侧上肢胀痛，本次方中加桂枝和黄芪是为了通脉络吗？

老师：是的，桂枝有温通血脉之功效。患者出现左侧上肢胀痛，我考虑是血瘀引起血脉不通所致，故加桂枝温通血脉，加黄芪以益气、和血、通经。

学生：老师，患者复诊时诸症都明显改善，一般状态也良好，您一般治疗动脉硬化引起的很多病，在最后都用动脉硬化闭塞症方来稳固病情这是为什么？

老师：动脉硬化闭塞症方是由桂枝茯苓汤合化瘀清散汤加减而成，是以活血祛瘀、温通血脉为主，但不是所有这类疾病最后都用这个方子来巩固病情。大部分动脉硬化的初始治疗是以清热散结、活血祛瘀为主，最后要用化瘀清散汤加减来巩固病情。

【传承心得体会】

本案特点：①患者为青年男性，西医诊断冠心病、高血压，中医诊断胸痹病，患者诊断明确；②活血法贯穿始终，获得痊愈；③以证为据，异病同治，体现了中医治病的优势。

本病例为郁热内结、瘀血闭阻心脉之胸痹病。赵老认为胸痹的主要病机为心脉痹阻，病位在于心，涉及肝、脾、肾、肺等脏。心、肝、脾、肾、肺气血阴阳不足，心脉失养，不荣则痛，气滞、血瘀、寒凝、痰湿等痹阻心脉，不通则痛。脉象多弦数有力，一派血瘀、内热之象。治疗上以清热散结、活血化瘀通络为主。选用化瘀清散汤加减治疗，内热清除，血脉畅通，病自然而愈。

赵老在临床中，活血法应用得比较多，与很多疾病久病则多瘀有关，另外生活节奏加快、工作压力大等导致血瘀的患者也逐渐增加。尤其血瘀导致的动脉硬化，临床可见到肾炎、高血压、脑梗死、冠心病等，根据脉象辨证为血瘀的，多采用活血法治疗。主要的方剂是以化瘀清散汤为基本方进行加减。通过本案，我学习到了活血法的关键辨证要点和方剂运用，将在临床中加以传承发扬。

五、桂枝茯苓汤治疗大动脉炎案

姓名：王某。性别：女。年龄：38 岁。

初诊（2019 年 6 月 11 日）

主诉：闭经 7 个月。

现病史：7 个月前无明显诱因出现闭经，因家中事务繁忙未给予治疗。现偶有胸闷气短、心悸、善太息、乏力，白带正常，为求中医系统治疗遂来我院专家门诊治疗。

刻下症：胸闷，血压监测不清。食少，皮肤干，口干，乏力，饮食可，眠差易醒，二便可，舌苔薄，舌色紫暗，双手触及无脉。

既往史：多囊卵巢综合征。

西医诊断：大动脉炎。

中医诊断：无脉证（寒凝血瘀证）。

治法：温经通络，活血化瘀。

方药：桂枝茯苓汤（动脉炎）方。

鸡血藤 50g，忍冬藤 50g，茯苓 50g，黄芪 50g，丹参 50g，丝瓜络 30g，当归 20g，牡丹皮 15g，赤芍 15g，桃仁 15g，桂枝 10g，三七粉 10g（冲），香附 15g。7 剂。

煎服方法：每剂药水煎两次，共取汁 300mL，日 1 剂，每次 150mL，饭后半小时口服。

二诊（2019 年 6 月 25 日）

症状：服药后月经至，末次月经 6 月 23 日，月经量尚可，心慌改善，皮肤改善，血压监测不清，舌色紫暗，脉沉细弱。

方药：桂枝茯苓汤（动脉炎）方继服 7 剂。

三诊（2019 年 7 月 23 日）

症状：头晕，反应迟缓，舌暗苔薄，脉沉细弦弱，血压 110/70mmHg，右侧能够测到血压。

辅助检查：血管超声显示左侧股浅动脉上 2/3 几乎闭塞，侧支动脉形成。右侧股浅动脉 1/2 段几乎闭塞，侧支动脉形成。

方药：桂枝茯苓汤（动脉炎）方继服 7 剂。

四诊（2019 年 7 月 30 日）

症状：疲劳，乏力头晕，睡眠差，打鼾，肢体疼痛活动后加重，月经未至，舌暗苔薄，脉沉细弦。

查血压：右侧血压 110/70mmHg，左侧血压 90/70mmHg。

方药：上方加桂枝、黄芪、麻黄。

鸡血藤 50g，忍冬藤 50g，茯苓 50g，黄芪 50g，丹参 50g，丝瓜络 30g，当归 20g，牡丹皮 15g，赤芍 15g，桃仁 15g，桂枝 10g，三七粉 10g（冲），香附 15g。6 剂。

煎服方法：每剂药水煎两次，共取汁 300mL，日 1 剂，每次 150mL，饭后半小时口服。

五诊（2019 年 8 月 6 日）

症状：月经至，心悸减轻，皮肤干有改善，血压、脉搏可摸到，舌淡苔薄，脉细弱。右侧血压 110/90mmHg。

方药：人参养荣汤。

人参 10g，黄芪 25g，熟地黄 25g，麦冬 15g，五味子 10g，白芍 20g，当归 20g，茯苓 20g，白术 20g，陈皮 15g，远志 15g，肉桂 10g，炙甘草 10g，大枣 10g，生姜 3 片。7 剂。

煎服方法：每剂药水煎两次，共取汁 300mL，日 1 剂，每次 150mL。

【师徒评案】

学生：患者以闭经来就诊，当时您一摸脉就认为是无脉证，以脉定病，老师您是根据什么确定的呢？

老师：这个病例是罕见病例，当时患者是想治疗闭经，可是我一摸脉感觉没有脉，这样的病例我以前遇到过，双侧无脉，一般就是大动脉炎。这个患者不知道自己有这个病，所以让患者做彩超，结果第三次就诊时患者自带彩超结果显示确实是动脉炎。说明我们中医诊脉特别重要，有时摸脉就能定病，这样可以早期给患者诊断，防止误诊。因此同学们平时必须多摸脉，多跟诊。

学生：这个患者是以闭经来诊，您在诊疗过程中发现脉搏摸不到，经过您的辨证施治，患者的脉能够摸得到，月经病也好了，想请教您，二者的发病机理是相同的吗？

老师：患者的无脉证是由于寒客脉络、瘀血凝滞脉络导致的；闭经是由于气血不足、血脉不通引起的，它们是有关系的。该患者属于虚实夹杂的证。主要是寒客脉络，瘀血凝滞，导致气血阻滞，血行不畅，从而出现闭经。

学生：第五次就诊时您给改用人参养荣汤，基于什么考虑？

老师：患者有疲劳，乏力头晕，睡眠差，口干、皮肤干的症状，是气血不足的表现。人参养荣汤有补气、养血、养阴的功效，根据病因病机，结合症状，选用人参养荣汤最为合适。

【传承心得体会】

本案特点：①患者为青年女性，以闭经就诊；②以脉定病——无脉证，超声诊断进一步明确诊断，体现出脉诊在诊断中的重要作用；③纯中药活血通脉治疗恢复脉动。

大动脉炎是一种累及主动脉及其主要分支的慢性非特异性炎症，也可累及肺动脉及分支，引起相应部位血管的狭窄或闭塞。此病是慢性炎症，大多数患者最初难以发现该病。该患者因闭经来就诊，赵老通过脉诊最早发现该患者患有大动脉炎，及时治疗，制止了病情的发展，充分体现了“上工不治已病治未病”的理念。患者怕冷肢凉，头晕面白，结合脉象，辨证为寒客血脉，故治疗从温通血脉入手，选用赵氏家族祖传的专门治疗动脉炎的方药，该方是在经方桂枝茯苓汤上加减而成。经过治疗获得了很好的疗效。一方面辨证重要，另一方面药物的配伍也很重要。

通过本案，我体会到脉诊的重要性，以脉定病，可以快速捕捉到患者的疾病本质，缩短诊断时间，从病证结合的角度，更有针对性地进行治疗。

第三节 脑血管病专篇

脑病相当于西医神经内科疾病，既包括脑血管病，如脑出血、脑梗死等，也包括神经内科其他常见的疾病，如头晕、头痛、脊髓病变、神经肌肉病变、炎症、变态反应性疾病、遗传性疾病等。脑病患者在临床中所占比例较大，发病率高、致残率高。其中发病率最高的当属脑血管病，中医称为中风，西医包括脑梗死、脑出血、短暂性脑缺血发作以及蛛网膜下腔出血等，脑血管疾病的致死率以及致残率也较高，严重危害着人民健康及其生活质量。

赵继福名老中医出身于世医之家，勤学淳朴，敬业慈爱，通过40余年的临床经验及观察得出，中风病的发病主要与以下3个因素有关：一是遗传因素，父母患中风的，其子女患有中风的概率明显增多，应注意预防。二是饮食习惯，如嗜酒、嗜食腌制品等，嗜酒会导致体内湿热过重，湿热日久，气机不畅，瘀血内生，痰瘀互结，阻闭清窍而发本病。许多地方尤其是东北地区，人们在冬季喜欢吃腌制的食物，也是脑血管疾病高发的重要原因之一。三是情绪因素，性格急躁易怒、焦虑的患者，肝阳上亢，夹痰浊瘀血上蒙清窍而发病，或焦虑而致气机阻滞，气滞血瘀而发病。随着生活水平的提高、生活节奏的加快，该病的发病年龄不断提前。

中风病在治疗上赵老认为“血瘀”贯穿疾病的始终，并根据中风病的发展规律，总结了五类证及四个阶段。五类证分别是血瘀肝火型、痰热腑实型、痰热互结型、血瘀阴虚型及气虚血瘀型，四个阶段包括先兆期——未发病或无症状的腔梗患者，急性期——即发病后2周内，恢复期——发病后6个月内，后遗症期——发病6个月后。总体治疗方案是在活血通络的基础上，按照疾病分类及阶段，及时给予通腑、化痰、益气、补虚等治疗。尤其要注意患者是否有气血亏虚，这一点决定疾病的预后。据赵老临床观察，患者肢体痉挛、僵硬，即西医的肌张力增高，严重影响患者肢体功能恢复，多与气血亏虚有关。若年龄小、体质好的患者，一般在中风恢复期开始出现气血亏虚表现，而年龄大、体质瘦弱的患者，有的在急性期即出现气血不足的表现，所以在中风病患者辨证用药上应仔细辨别是否有气血亏虚，如果有应及时进补，防止肢体痉挛的发生。后遗症期应适当补气养血，益肾填精，则可达到预防中风、预防血管性痴呆、预防血管性帕金森综合征的出现，并能防止肢体痉挛的发生，减少疾病的进展，促进中风后症状的改善，提高患者生活质量。

急性脊髓炎，属于中医痿证范畴，对于此类患者，中、后期一般都选择中医调理、康复治疗。中医治疗上，大多数医家根据“治痿独取阳明”的理论，偏重于用健脾的疗法，而赵老也曾尝试过根据“治痿独取阳明”的理论，采用健脾养胃的方法，但效果一般。赵老也曾经根据“久病多瘀”的原理，尝试过应用活血化瘀的方法，但每次应用活血化瘀的药物后患者就出现双下肢浮肿，而应用补法后患者明显好转。后来，赵老经过反复揣摩，结合自己多年的临床实践，发现这样的患者一般都是脉沉细的，考虑为肾虚，所以根据“肾主骨生髓”理论，应用补肾填精的方法，以辨病为主，选用左归丸加减治疗效果较理想。除了补肾之外，可以加用温心阳的办法，此时患者多表现为胸闷、气短、心悸、乏力，双下肢浮肿；所以对于急性脊髓炎的患者，赵老的治疗经验是补肾填精，温补心阳。

重症肌无力是抗体介导的神经肌肉接头处乙酰胆碱受体损伤的自身免疫性疾病。临床治疗以胆碱酯酶抑制剂、激素和胸腺治疗为主，病情易反复或不耐受。而赵老根据“治痿独取阳明”的理论，对部分患者选择补中益气汤加减治疗，疗效显著。同为痿病，由于病机不同，选方用药亦不同，体现了“同病异治”的理念。

在此篇中，列举了赵老对以上三种疾病的临床有效病例，其中包括通腑法治疗急性蛛网膜下腔出血、补肾法治疗脊髓炎以及健脾益气法治疗重症肌无力病案。我们可以从中细细品味赵老的临床辨证思路、组方用药的规律及用药剂量。

一、补肾法治疗脊髓炎案

姓名：李某。性别：女。年龄：44岁。

初诊（2018年7月13日）

主诉：双下肢无力17天。

现病史：患者于17天前在家搬床过程中，突然出现腰部不适，未予重视，第二天出现双下肢无力、不能行走的症状，家属携患者前往吉大二院就诊，拍腰部磁共振，诊断为急性脊髓炎，住院给予激素、免疫球蛋白治疗，治疗后病情略有好转。今日为求中西医结合系统治疗，来我院赵继福专家门诊就诊。

神经系统检查：神清，语言流利，双瞳孔等大同圆，对光反射灵敏，水平眼震阴性，口角不偏，伸舌居中，双上肢肌力5级，左下肢肌力4级，右下肢肌力4-级，肌张力正常。双下肢深浅感觉障碍，双侧巴宾斯基（Babinski）征（-）。自带腰椎核磁（吉大二院，2018-06-26）显示T12-L1水平脊髓内异常信号，不除外炎性改变，腰椎骨质增生，L4/5间盘突出，后腰部皮下炎性改变。血常规检查显示白细胞15.62 10^9/L↑、血小板373.00 10^9/L↑、降钙素原0.39%↑、嗜酸性粒细胞百分比0.20%↓、中性粒细胞10.71 10^9/L↑。

刻下症：精神不振，双下肢无力、麻木肿胀，后臀部麻木，周身乏力，进食可，夜眠差，大便干，留置导尿，舌质淡，苔薄白，脉弦细。

西医诊断：急性脊髓炎。

中医诊断：痿证（气血亏虚，瘀血阻络证）。

治法：益气补血，散结通络。

方药：香贝养荣汤加减。

熟地黄20g，白芍20g，当归20g，川芎15g，人参15g，炒白术20g，茯苓30g，炙甘草15g，柴胡10g，清半夏15g，黄芩10g，生姜10g，大枣15g，香附15g，浙贝母15g，淡竹叶10g。7剂。

煎服方法：每剂药水煎两次，共取汁300mL，日1剂，每次150mL，顿服。

二诊（2018年7月20日）

症状：精神状态可，双下肢无力、麻木肿胀减轻，后臀部麻木，周身乏力，进食可，夜眠差，大便干，留置导尿。血压135/70mmHg，神经系统检查为左下肢肌力4级，右下肢肌力4–级，肌张力正常。双下肢深浅感觉障碍，双侧Babinski征（–），舌质淡，苔薄白，脉弦细。

方药：虚性高血压方加减。

人参15g，鹿角胶15g（烊化），龟甲20g（先煎），熟地黄15g，枸杞子25g，菟丝子25g，牛膝25g，桑寄生25g，杜仲20g，山茱萸20g，当归20g，黄精20g，何首乌20g，丹参20g，川芎15g，鸡血藤30g，黄芪50g，肉苁蓉30g，泽泻15g。10剂。

煎服方法：每剂药水煎两次，共取汁300mL，日1剂，每次150mL，顿服。

三诊（2018年8月20日）

症状：患者精神状态可，双下肢无力减轻，可自行缓慢行走，麻木肿胀减轻，后臀部麻木，周身乏力有所好转，进食可，夜眠差，大便干，小便正常。血压130/90mmHg，神经系统检查显示神清，左下肢肌力5–级，右下肢肌力5–级，肌张力正常。左足深浅感觉障碍，双侧Babinski征（–）。舌质淡，苔薄白，脉沉弦。

方药：

1. 虚性高血压方加减

人参15g，鹿角胶15g（烊化），龟甲20g（先煎），熟地黄15g，枸杞子25g，菟丝子25g，牛膝25g，桑寄生25g，杜仲20g，山茱萸20g，当归20g，黄精20g，何首乌20g，丹参20g，川芎15g，鸡血藤30g，黄芪50g，肉苁蓉30g，泽泻15g。20剂，水煎服。

2. 当归30g，生大黄10g，白芍60g，蜈蚣4条，甘草40g。免煎颗粒10剂。

煎服方法：中药饮片，每剂药水煎两次，共取汁300mL，日1剂，每次150mL，早晚各1次顿服。免煎颗粒药，1袋，开水冲服，每次150mL，中午1次冲服。

【师徒评案】

学生：老师，对于西医应用激素后的疾病，都可以选用香贝养荣汤治疗吗？应用激素后再用中药治疗，会影响中医治疗的效果吗？

老师：应用激素后的患者，我大多数都选用香贝养荣汤治疗，但和激素没关系，一般应用激素后一般都有低热的症状，辨证为气阴两虚，所以我选用香贝养荣汤，是经过辨证论治的，也可以选用其他药方，例如补阴药物等。

应用激素后再用中药治疗，病程会长一些，但疗效还是不错的，例如我在临床上看到最多的应用激素的是肾炎患者，我治疗过很多，患者表现为满月脸、水牛背，我一般都是让激素逐渐减量，同时应用中药治疗，否则激素突然中断，患者病情会加重的，采用这种方法治疗，我在临床上观察效果还是不错的。

学生：老师，当时您选用补肾药物治疗，是因为西医诊断为急性脊髓炎，根据中医理论是因为“肾主骨生髓”吗？“治痿独取阳明”的理论适用吗？

老师：是的，我是根据“肾主骨生髓”这个理论来治疗急性脊髓炎的，这样的患者一般都是脉沉细，有明显肾虚，所以应用补肾填精的方法效果较理想，这个病我主要是根据辨病来治疗的。这个患者我一直在追踪，一直在治疗，中间我尝试过应用活血化瘀的方法，久病成瘀，但每次应用活血化瘀的药物时，患者就出现双下肢浮肿，感觉不舒服，这是因为气血不足、肝肾阴虚，用活血化瘀法治疗不对症，所以效果就不好。应用补法后患者明显好转，现在走路很正常，也看不出来得过病了，每天能走一万多步，开车走路都不受影响，效果还是不错的。

我想过用“治痿独取阳明”的理论，也应用过健脾养胃的方法，但效果不好，经过我的临床观察，除了用健脾补肾法之外，可以加用温心阳的办法，肝肾阴虚日久一定气血不足，这种疾病的患者，气血不足一般表现为心气虚，症状为胸闷、气短、心悸、乏力，双下肢浮肿，这个时候加用温心阳的药物效果就比较好，所以对于急性脊髓炎的患者，我的治疗经验是补肾填精、温补心阳。

学生：对于这么重的脊髓炎，不能走路、尿便障碍，经您治疗后能走路了，小便正常，现仅有大便干，患者效果这么好，请问老师只要是这个病都可以从补肾方面进行治疗吗？

老师：这种疾病临床上还是比较少见的，我在临床上见过几例这样的疾病，我都选用的是补肾填精、温补心阳的方法，几乎也都是这个药方，效果都不错，但也需要临床辨证，例如大便干的时候可以应用通便药物，小便不利应用利小便的药物，例如中午给患者服的那个药的原方是治疗男性阳痿的，但我在临床上发现用这个方治疗脊髓病变导致的二便不利，表现为大便干、小便不利，效果也是不错，中医重视的是辨证论治，中医讲“肾司二便”，但也讲肝绕阴器、肝肾同源。尤其是这个患者，我一直追踪，他也特别配合，一直按时吃药，效果也特别好，现在大便不干了，正常了，也没有什么后遗症。

【传承心得体会】

本案特点：①病情重。该病中医诊断为痿病，西医诊断为急性脊髓炎，起病急骤，病情进展快。②西医无特效药，且副作用大。③病程长。

西医认为急性脊髓炎是指各种自身免疫反应所致的急性横贯性脊髓炎性改变，又称急性横贯性脊髓炎，是临床上最常见的一种脊髓炎，药物治疗主要以皮质类固醇激素、免疫球蛋白、B族维生素等治疗，但副作用较大。所以，对于此类患者，中、后期一般都选择中医调理、康复治疗。赵老认为该病属于中医痿证范畴，也有人将其称为“软脚瘟”，是肢体筋脉弛缓，软弱无力，不能随意运动或伴有肌肉萎缩的一种病证。

对于该病的病因、病机，有外感与内伤两类。外感多由温热毒邪或湿热浸淫，耗伤肺胃津液而成。内伤多为饮食或久病劳倦等因素，损及脏腑，导致脾胃虚弱、肝肾亏损。目前临床上见到的，早期多以本虚为主、外感为标，中、晚期多以内伤为主。

对于该病的治疗，《内经》有“治痿独取阳明”理论。《素问·痿论》认为五脏皆可令人痿，治疗以“独取阳明”为法。但赵老通过多年的临床实践，发现以“肾主骨生髓”的理论指导临床，疗效更好。赵老选用自拟虚性高血压方加减治疗，在原方中加入杜仲、黄精、何首乌以补肾精，加当归、丹参、鸡血藤、川芎以补血活血，加黄芪、人参以补内外周身之气。加肉苁蓉以滋阴通便。经临床观察，疗效较好。但是该病病程较长，患者及家属应有长期服药的决心与毅力。该病案从治疗到能独立行走历时1月余，到症状完全消失用时半年余。

对于此类疾病，多数早期急性病例的一般病情较轻浅，治疗效果较好，功能较易恢复；若失治或治之不当，以及内伤致病或成慢性病例者，病势缠绵，渐至于百节缓纵不收，脏气损伤加重，多数沉痼难治。年老体衰发病者，预后较差。赵老曾经也治疗过1例类似的急性脊髓炎病例，发病1月余来诊，但由于患者家属不配合、不能坚持服用药物，以及缺少治愈该病的信心，最终患者瘫痪卧床，令人惋惜。

二、中西医结合治愈急危蛛网膜下腔出血案

姓名：黄某。性别：男。年龄：52岁。

初诊（2014年9月13日）

主诉：剧烈头痛2天。

现病史：患者2天前饮酒时突然出现头部剧烈疼痛，呈持续性，不能忍受，急诊送到延边大学附属医院就诊，查头部CT示蛛网膜下腔出血。收入院治疗，给予脱水降颅压、营养神经治疗，并给予止痛药物口服，头痛未见缓解，患者疼痛难忍，转至我院找赵老就诊。

刻下症：头痛如裂，以前额部为重，表情痛苦，面红，大便秘结，舌质暗，苔黄腻，脉滑数。

既往史：有高脂血症病史，吸烟、饮酒史多年。

查体：血压170/100mHg，神经系统查体脑膜刺激征（+），余未见明显

阳性体征。

理化检查：头部 CT 显示蛛网膜下腔出血，与发作时对比出血未见明显增多。心电图、肝功能、肾功能、血糖、血脂及血离子检查均正常。

西医诊断：蛛网膜下腔出血。

中医诊断：中风（中经络，瘀热腑实证）。

处方：继续原有的脱水降颅压、营养神经及止痛治疗；给予化瘀通腑中药口服，选用脑出血后遗症方治疗。

方药：脑出血后遗症方。

桃仁 15g，牛膝 20g，石菖蒲 15g，枳实 10g，大黄 15g，胆南星 15g，天竺黄 15g，芒硝 10g（冲），三七粉 10g（冲），赤芍 15g。2 剂。

煎服方法：免煎颗粒开水冲服，每次 1 包，日 2 次口服。

二诊（2014 年 9 月 14 日）

今日查房，服药 1 剂后头痛明显缓解，可忍受，不必口服止痛药物，大便已行。查血压 160/90mmHg，余查体同前。

处方：继服口服上方。

三诊（2014 年 9 月 15 日）

服药 2 剂后，前额部稍有疼痛不适，大便每日 2 次，质地略稀。查血压 140/90mmHg。

处方：效不更方，继续服上药 3 剂。

患者头痛症状已好 80%，自诉不习惯住院治疗，强烈要求出院，口服中药治疗，向其交代有复发可能及病情凶险，但患者仍坚持出院口服中药治疗，出院带药 7 剂，并签字。

半月后随访，头痛完全缓解，血压平稳，复查头部 CT 示正常。

【师徒评案】

学生：老师，此患者为蛛网膜下腔出血，您在方中仍加用桃仁、赤芍、三七等活血药，能讲解一下其中的原理吗？

老师：首先患者头痛剧烈是因为蛛网膜下腔出血系离经之血瘀于脑部所致。清·唐容川《血证论》曰："既是离经之血，虽清血鲜血，亦是瘀血。"

中医学认为，“瘀血不去，则出血不止，新血不生”，运用活血祛瘀药，目的主要是祛除血瘀之证，瘀血祛则疼痛止。在临床实践中发现，桃仁活血通络，赤芍散瘀活血，善治瘀血所结之“实痛”，三七既能活血又能止血，三药合用，既能活血化瘀，又不伤正，瘀祛而痛消。

学生：老师，您应用上方使患者病情得到改善，特别是头痛改善明显，我仔细分析了一下您用的方子发现，您不仅用了活血药同时还用了泻下药，您能具体说一说其内涵吗？

老师：你分析得很对，我确实是这么用的，我常将这种用法归纳为活血通腑泄热法。对于脑出血患者来说，需绝对卧床，胃肠蠕动自然就会减少，而脱水降颅压的同时，体液大量排出，更易造成腑实证，腑实不通则会再诱发出血，所以活血药合用通腑药，让患者大便稀，邪去则正安。在临床实践中我通常将此法运用于既有血瘀证，也有热象的脑出血患者中，只要患者处于急性期合并有便秘、腹胀或腹痛，舌苔黄燥，脉弦滑有力等里热实证，皆可应用。

学生：老师，您认为在运用中药治疗蛛网膜下腔出血时应注意哪些关键性问题？

老师：我在临床治疗本病时，多采用脉症相结合的方法，既看脉又看症。首先要清楚，得此病的患者，大多因饮酒或脾气暴躁为导火索而发病，由于长期瘀而化火生风、生热，迫血妄行，脑脉溢血，脉象多以弦滑有力为主。其次要询问患者是否还有除头痛、头晕等以外的症状，比如大便是否通畅，是否有腹胀，饮食如何等情况。全面了解后辨出相应的证，是里实热证还是里虚寒证，这样就为治疗本病明确了方向，得出合理的治法，但如果忽视其中任何一点，治疗上都会有偏差，病情没有得到有效控制，反而病情较重。

【传承心得体会】

本案特点：①患者中年急性起病；②西医诊断明确，应用西医治疗，缓解症状不明显；③患者服药 1 天，头痛迅速缓解，服药 3 天后症状基本消失；④脑出血时可适当加用活血、通腑药。

蛛网膜下腔出血是位于脑底部或脑表面的血管出现病变或破裂出血，血液直接流入蛛网膜下腔内而引起的以剧烈头痛、呕吐、意识障碍、脑膜刺激征以及肢体活动不利等为主症的一种临床综合征，属于急性脑卒中。该疾病起病急骤，严重危及生命，及时运用活血通腑泄热可促进病情好转，是治愈本病的关键。

一方面，赵老认为大便是否通畅是疾病转变的关键，如经言“出入废，则神机化灭；升降息，则气立孤危”，腑实气闭，气机失常，可致神机受损，此外，沈金鳌云“然目犹能视，口犹能言，二便不秘，邪之中犹浅”，促使阻于胃肠的痰热积滞随大便而出，痰热之邪去则风自消，釜底抽薪，又可泻肝经痰热之火，直折肝阳亢盛，避免肝阳化风，均可使邪不得上扰心神，阻断气血逆乱，元神自清，疾病方可转愈。

另一方面，脑位居天位，乃清灵之腑，喜静恶扰，不能容邪，邪犯则病。离经之血虽然清鲜亦为瘀血，瘀血停于脑脉之外成为压迫脑髓的有形之邪。瘀停脉外使脑髓受压构成了脑出血急性期的最初期病机，如瘀血较少或得以及时清除，则脑髓有望完全恢复，若瘀血较多又未得到及时治疗，则症状较重甚则压迫神机而窍闭神匿。活血化瘀药物具有双向调节作用，如同时有活血、止血及化瘀等作用，对于绝大多数脑出血患者在准确辨证论治的基础上，使用活血化瘀药物是安全可行的，尤其是汤剂。

综上所述，对于蛛网膜下腔出血的患者，认症清楚，治法合理，均可收到较好的疗效。

第四节　长期发热病专篇

不明原因发热（简称 FUO）是指发热持续 3 周以上，体温超过 38.3℃，经完整的病史询问、体格检查及常规实验室检查仍不能明确病因诊断者。近年随着时间的推移，FUO 的病因学也在发生变化，感染性疾病仍是 FUO 的最主要病因，但所占比例有所下降，结缔组织病所占比例在逐年上升，达

30% 左右，恶性肿瘤所占比例逐年递减，占 10% ～ 25%，且以非实体肿瘤为主，了解 FUO 病因构成的情况有助于 FUO 的诊断。不明原因发热是临床医学难题之一，其病因复杂多样，根据最终诊断结果将 FUO 病因分为 5 种类型，包括各地区感染性疾病、结缔组织疾病、恶性肿瘤、其他类疾病和未明确病因的疾病。

感染性疾病、结缔组织疾病、恶性肿瘤等病的发热目前西医治疗以抗生素、糖皮质激素、退热药等为主，效果欠佳。对于未明确病因的发热，西医往往给予诊断性治疗，但有造成药物热、二重感染、肝肾功能损害等不良反应的风险。而中医根据独特的辨证论治理论，治疗这类未明确病因的发热患者，往往临床疗效显著。对于不明原因发热的病机，古今中医医家看法不一，多数认为是外感或阴虚所致。

赵继福教授认为此类不明原因发热，一是因卫外功能减弱，易受外邪侵袭，因寒性收引，故外感寒邪后，肌肤腠理闭固，阳气郁而不得宣发，故而发热。若营卫二气调和，肌肤腠理得养，玄府开阖有度，内热可借汗外泄，故体温正常。《素问·阴阳应象大论》曰："阳胜则身热，腠理闭，喘粗为之俯仰，汗不出而热……" 二是发热以气虚为主，兼有气郁或血虚。《素问·调经论》曰："有所劳倦，形气衰少，谷气不盛，上焦不行，下脘不通，胃气热，热气熏胸中，故内热。" 龚廷贤在《寿世保元》中说："饮食劳倦伤脾，则不能生血，故血虚则发热，热则气散血耗而无力。"《脾胃论》提出："脾胃病始得之，气高而喘，身热而烦，其脉洪大而头痛，或渴不止，皮肤不任风寒而生寒热。" 脾胃虚弱，气血生化无源，营血不足，阴分失于濡养，阴不制阳，则必热盛。中焦脾虚，水谷精微无从运化及输布，则气血生化无源，故气虚更甚。且中焦气机不畅，气虚无力推动，则进一步导致上焦与下脘气机阻滞，升降失常，停聚胃脘部则郁而生热。

赵老认为无论是感受外邪还是气虚所致发热，本质上都有虚证，所以赵老根据"甘温除大热法"，在临床中常常"以补去热"，代表方剂为八珍汤合小柴胡汤、竹叶石膏汤等。赵老认为邪气出入之门户为少阳，少阳属半表半里。《伤寒论·辨太阳病脉证并治》曰："血弱气尽，腠理开，邪气因入，与正气相抟，结于胁下。”小柴胡汤出自《伤寒杂病论》，是和解少阳之主方，《伤寒杂病论》云：“伤寒中风，有柴胡证，但见一证便是，不必悉具。”本段原文是说小柴胡汤证的病机是正虚邪入，邪犯少阳。少阳位于太阳、阳明表里之间，邪犯少阳，邪正相争，正胜欲抗邪出于表则热，邪胜欲入里并于阴则寒，故往来寒热。方中柴胡苦平，入肝胆经，为少阳经之专药，既透泄少阳半表之邪外散，又疏泄少阳气机之郁滞，为君药。黄芩苦寒，清泄少阳半里之热，为臣药。君臣相配，使少阳之邪外透内清，是和解少阳的基本配伍。胆气犯胃，胃失和降，佐以半夏、生姜和胃降逆止呕，且生姜又制半夏毒；邪入少阳，缘于正气本虚，故又佐以人参、大枣益气健脾，既扶正以祛邪，又御邪内传。炙甘草助参、枣扶正，且能调和诸药，为使药。诸药合用，以和解少阳为主，兼和胃气，使邪气得解，枢机得利，胃气调和，则诸症自除。

八珍汤为四物汤和四君子汤合方，本方的主要配伍特点是：补气之中又有行气，补血之中又有和血活血，从而使补气而不滞气，补血而不滞血，活血而不伤血；并且，补气之中兼有养血和血药物，养血之中兼有益气行气的药物，气为血之帅，血为气之母，益气而生血。如此可达更好的补气养血之效。四君子汤方中人参与熟地黄相配，益气养血，共为君药。白术、茯苓健脾渗湿，协人参益气健脾；当归、白芍养血和营，助熟地补益阴血，均为臣药。佐以川芎活血行气，使之补而不滞；炙甘草益气和中，调和诸药，为使药。四物汤，养血和血，使补血而不滞血，和血而不伤血。故气血充足，则发热自止。

此篇中列举的是赵老以补法治疗发热的案例，其中有八珍汤合小柴胡汤治疗长期发热案，竹叶石膏汤治疗抗生素无效的肺炎发热案，还有益气活血法治疗急性肾盂肾炎后持续低热案。从中我们可以看到赵老治疗不明原因发热的基本思路和用药特点，为临床中难治的发热病例提供了新的诊治思路。

一、八珍汤合小柴胡汤治疗长期发热案

姓名：肖某。性别：女。年龄：61 岁。

初诊（2020年6月16日）

主诉：间断午后低热10余天。

现病史：该患者10余天前无明显诱因出现午后低热，体温最高37.5℃，服用退热药物后体温可恢复正常，但隔日仍间断出现午后低热，自行口服抗生素未见好转。就诊于吉大一院发热门诊，新冠肺炎核酸检测阴性，血常规、C反应蛋白、降钙素原等指标未见异常，其他引起发热病因均未见异常。患者受低热困扰多日，仅依靠退热药物治疗不是长久之计，遂抱着尝试的心理就诊于我院呼吸科门诊，以寻求中医治疗。

刻下症：间断午后低热，身倦乏力，不欲饮食，心烦，失眠，大便秘结，小便调，舌苔黄腻，脉弦数。

西医诊断：发热待查。

中医诊断：内伤发热（气血亏虚证）。

治法：益气养血清热。

方药：八珍汤合小柴胡汤加减。

人参10g，白术10g，白茯苓15g，当归10g，川芎10g，白芍10g，熟地黄10g，甘草10g，柴胡24g，黄芩9g，半夏9g，地骨皮20g，生姜9g，大枣4枚。7剂。

煎服方法：每剂药水煎两次，共取汁300mL，日1剂，分2次服用。

二诊（2020年6月23日）

症状：服上方后，1周内仅自觉发热1次，患者未测体温，自服1次退热药物。乏力失眠改善，食欲较前增加。

方药：嘱继续服前方，7剂。

煎服方法：每剂药水煎两次，共取汁300mL，日1剂，分2次服用。

三诊（2020年6月30日）

症状：继续服药1周，一直未出现发热，且食欲及体力明显好转。

方药：嘱再服前方，7剂，以巩固疗效。

煎服方法：每剂药水煎两次，共取汁300mL，日1剂，分2次服用。

2个月后随访，患者服用3周中药后停药，此后未出现低热症状。

【师徒评案】

学生：老师，对于这种不明原因发热患者，其关键病机是什么?

老师：此类发热患者，大多为因虚所致。早在《素问·调经论》中就有“阴虚则内热”之说，虽没有明确提出“气虚发热”，但却奠定了“气虚发热”的理论基础，我在临床中体会，除了气虚所致发热外，也有血虚导致发热的患者，总之长期发热的患者辨证大多属于虚证。

学生：老师，这个方子适用于什么类型的发热?在脉象上有什么典型的特征吗?

老师：这个方子主要治疗的还是气血不足引起的发热。在脉象上表现为弦滑有力，但沉取是无力的。症状上多表现为午后发热。如果热势较盛的患者，在这个方子基础上还可以加青蒿、鳖甲、地骨皮、银柴胡和胡黄连等清虚热的药物。

学生：老师，临床中您还用这个方子治疗哪类疾病呢?

老师：这个方子还可以治疗增生性坏死性淋巴结炎。这个病是一种病因不明的非肿瘤性淋巴结肿大，临床上以发热、淋巴结肿大和白细胞减少为主要表现。本病多数情况下为一种温和的自限性疾病。大多数患者都是以反复发热为主要症状，经过抗生素治疗无效。本方是八珍汤合小柴胡汤加减而成，八珍汤可健脾益气，补气生血，多项临床研究中均证实八珍汤可改善患者免疫功能，提高生活质量。所以针对免疫功能低下导致的疾病一般都可以辨证应用。

【传承心得体会】

本病例特点为中年女性，反复发热病史，一直未明确临床诊断，无有效治疗措施，抗生素治疗无效。通过跟诊，我认为该病例属于气血不足所致的发热，同时兼有少阳证。气虚发热是目前临床上较为常见的一种病证，其机理复杂，不易理解，故历代医家对此多有争论。普遍的观点认为气虚发热之气虚，是指脾胃气虚而言。导致脾胃气虚的原因，主要为饮食失节，劳逸过度，忧伤思虑等。脾胃气虚，运化不及，郁而化热。方中八珍汤可健脾益气，补气生血。小柴胡汤主要是和解少阳的方剂，外感和内伤疾病均可治疗。二者合用，共奏和解少阳、气血双补之功。该患者心烦，发热，不欲饮食，脉见弦象，符合小柴胡汤的主要辨证要点。

临床中发现，长期应用广谱抗生素的患者更容易耗伤阴液，损伤正气，这类患者的发热就属于阴虚发热，而非感染加重所致。临床上很多医生遇到发热，往往会加大抗生素用量，联合多种抗生素，或者应用大量清热解毒类中药，不仅不能解决发热症状，反而更加损伤正气。此类患者应用八珍汤合小柴胡汤效果非常好，往往几剂药就可见效。临床中遇到此类型发热的患者可以尝试应用该方剂。

二、竹叶石膏汤治疗抗生素无效之肺炎发热案

姓名：尹某。性别：男。年龄：74 岁。

诊治医师：孙秀红。

初诊（2020 年 6 月 21 日）

主诉：间断发热 5 天。

现病史：患者老年男性，恶病质状态，5 天前因左侧股骨头骨折给予输液后出现输液反应，开始发热，体温最高达 38.6℃，给予输液后上述症状缓解，次日查血分析显示白细胞 19.98×10^9/L ↑、红细胞 3.42×10^{12}/L ↓、血红蛋白 110.00g/L ↓、红细胞比容 32.90 % ↓、血小板 466.10×10^9/L ↑、降钙素原 0.48 % ↑、淋巴细胞百分比 6.22 % ↓、中性粒细胞百分比 85.51% ↑、中性粒细胞计数 17.11×10^9/L ↑、单核细胞 1.27×10^9/L ↑。肺部 CT 显示支气管炎合并肺内炎变及炎性条索，考虑其内并有间质性病变，请结合病史隔期复查；右肺上叶后段结节状磨玻璃样密度影，请密切随访；右肺上叶尖段肺大疱；心包少量积液；主动脉及冠状动脉硬化；左侧第 6、10 肋骨改变，请结合病史；胆囊结石合并胆囊炎；甲状腺改变，请结合病史及彩超检查。给予抗生素莫西沙星静点，4 天前开始出现发热，体温最高达 38.6℃，患者进食少，饮水返呛，给予补液后发热缓解，今晨开始出现高热，体温最高达 39.2℃，咳嗽、咯痰色黄，量少，口干，口渴，饮食少，左下肢活动时疼痛难忍，烦躁不安，夜眠差，小便少，大便秘结。为求中医系统诊

治来诊。

刻下症：发热，体温39.2℃，咳嗽、咯痰色黄，量少，口干，口渴，饮食少，左下肢活动时疼痛难忍，烦躁不安，夜眠差，小便少，大便秘结，舌质暗，苔黄干，脉浮细数。

西医诊断：上呼吸道感染。

中医诊断：感冒（气分热盛，气阴两虚证）。

治法：清热生津，益气和胃。

方药：竹叶石膏汤加减。

石膏50g，炙甘草15g，人参15g，麦冬50g，淡竹叶15g，清半夏10g。2剂。

煎服方法：免煎颗粒，日1剂，分4次，开水冲服，每次加水至150mL，每6小时服用1次。

二诊（2020年6月22日）

症状：早晨服上方完毕后，患者发热、口干缓解，体温降至38.0℃，饮食好转，有黄痰，量不多，舌红少苔。复查血分析显示白细胞19.06×10^9/L↑、红细胞3.24×10^{12}/L↓、血红蛋白106.00g/L↓、红细胞比容30.20%↓、血小板539.10×10^9/L↑、降钙素原0.53%↑、淋巴细胞百分比6.92%↓、中性粒细胞百分比82.61%↑、中性粒细胞计数15.77×10^9/L↑、单核细胞1.65×10^9/L↑。C反应蛋白（CRP）123.85 mg/L↑、超敏C反应蛋白（hsCRP）>5.0 mg/L↑。

方药：竹叶石膏汤加芦根、知母、瓜蒌仁。

石膏50g，炙甘草15g，人参15g，麦冬50g，淡竹叶15g，清半夏10g，芦根50g，知母20g，瓜蒌仁30g。2剂。

煎服方法：免煎颗粒，日1剂，分4次开水冲服，每次加水至150mL，每6小时服用1次。

三诊（2020年6月24日）

症状：患者无发热，口干明显缓解，饮食好转，夜眠尚可，仍夜晚烦躁不安，胡言乱语，二便正常，舌微红苔薄白。血分析显示白细胞12.65×10^9/L↑、

红细胞 3.45×10^{12}/L ↓、血红蛋白 111.00g/L ↓、红细胞比容 32.10 % ↓、血小板 620.10×10^{9}/L ↑、降钙素原 0.59 % ↑、淋巴细胞百分比 11.92 % ↓、中性粒细胞百分比 76.11 % ↑、中性粒细胞计数 9.62×10^{9}/L ↑、单核细胞 1.17×10^{9}/L ↑。CRP 88.38 mg/L ↑、hsCRP >5.0 mg/L ↑。

建议继续中药治疗，但由于患者饮水返呛，口服颗粒药较苦，拒绝口服药物，现患者发热好转，血象好转，暂停中药口服，继续静点药物治疗。

【师徒评案】

学生：老师，该患者肺炎发热，我选用竹叶石膏汤，如果选用治疗肺炎的苇茎汤加减，行吗？

老师：该患者为老年男性，长期卧床，外加饮水返呛，这样的患者肺脏功能应该是较差的，肺主气，司呼吸，主宣发肃降，主通调水道，患者卧床，站立很少，导致肺功能受限，肺主气功能失常，所以出现气短、咳嗽、喘促等表现；宣发肃降功能失常，全身气机不畅，变证丛生；通调水道功能失常，则水液代谢失常。西医认为，这种长期卧床的患者容易出现肺炎，重则胸腔积液。该患者不慎外感，迁延日久，从手太阴肺经，传到足阳明胃经，两经同病，故肺经病出现咳嗽、咯痰，胃经表现为经腑同病，出现高热、食少、大便干。急则治其标，患者高热、大便干，以足阳明经腑同病为先，宜选用竹叶石膏汤合增液承气汤，你应用的以清气分热盛为主，无通腑之药，如果当时加上通腑药则效果可能更好。苇茎汤为治疗肺内感染的方子，治疗的是肺经病变，属于治本，也有效果，但没有治标见效快，徒增伤津之弊，家属也着急，所以治疗疾病要分清轻重缓急。

学生：老师，该患者形体消瘦，芦根用 50g，麦冬 50g，用量大副作用就更大吧，中药用量问题，您是怎么把握的？

老师：关于药物用量的问题，我是根据三个方面的因素来把握的：第一，体质因素。形体瘦，用量就少；形体胖，用量应大。临床上好多医生畏大黄、麻黄如虎，但这两味药用好了，可发挥意想不到的效果，例如我在临床上应用大黄，发挥其泻下通便的作用时，必须达到大便畅通的目的，但也不能太过，一天大便 6 ～ 7 次即可，一定得把握用量。我前几天治疗一个上海的患者，阳明腑证明显，我就应用了半个月的大黄，用的方是化瘀清散汤合当归龙荟汤，这个是泄热法中力量最强的药物了，患者吃了特别舒服、效果特别好。第二，根据病情。根据患者病情轻重用药，病情轻，用量就少，病情重，用量应大。例如我应用麻黄，这味药我主要用它的两个功用，一是发汗解表，二是散寒止痛。对于发热喘促的患者，我用它要达到发汗的效果，平喘才有效果，否则效果很差。第三，气候因素。这个方面涉及“冬病夏治”“夏病冬治”的理论。为什么要这样治疗呢，冬天的疾病一般都是寒凉之证，如哮喘、老寒腿等疑难杂症，都是冬季寒气侵袭导致的，应该用热性药物治疗，如果在冬天治疗，药物的用量就应该很大，但如果夏天治疗就不一样了，药物的热性，与气候的热，二者叠加，疗效加倍，此时药物用量宜小。所以，在临床上，跟我出诊时间长的医生，慢慢就能体会到我用药的规律性，将来在自己出诊时，面对患者，根据患者的体质、病情、气候等因素，药物大概用多大量，心中就有数了，中药用量问题是特别重要的，大家一定要把握。

学生：老师，对于体质这么差的患者，如果患者继续吃中药，后期您打算用什么方药调理呢？

老师：这个患者病情比较复杂，老年男性，卧床，体质消瘦，肺内感染，饮水返呛，还伴有骨折，这得一个一个证分清主次治疗，病情还不稳定，还涉及不到善后。但卧床的患者一般都是以气阴两虚或阴虚为主，一般气虚较少。阴虚的患者一般都形体消瘦，我常常选用叶氏养胃汤，和我跟诊时间长的同学应该都注意到了，对于特别瘦的老人，我一般都选用该方治疗，效果还是不错的。对于气阴两虚的患者，我一般选用术后气阴两虚方治疗，或者单纯地用一味人参，效果也都行，但是一般单用一味药力量宏专，用的较少，一般都配合其他药物善后。

【传承心得体会】

本案特点：①方证对应：有是证，用是方，疗效显著。对于气分热盛，气阴两伤的证型，对应的方药为竹叶石膏汤。②疾病复杂：对于疾病复杂的患者，应抓住主要矛盾，逐个攻破。

通过跟诊，我们知道对于这种恶病质状态的老年人，疾病多，症状复杂，既有脑梗死，导致言语笨拙、吞咽困难、饮水返呛、走路不稳的症状，也有因饮水返呛导致肺炎的疾病，又有因不慎摔倒，导致左侧股骨颈骨折的疾病，同时又有因不慎外感导致高热之候，以及脑梗死导致的意识障碍、胡言乱语。真可谓疾病多、症状复杂、病情凶险，在众多的病证中，以治疗哪个疾病为首要呢？这就像医圣仲景所说的，“急则治其标，缓则治其本”；股骨颈骨折急迫，疼痛难忍，影响走路，高热更急，可导致饮食、起居受影响，所以以治疗高热为首要，其次治疗胃肠、睡眠，一切平稳后再治疗骨折，随着医疗水平不断提高，目前骨折可行手术治疗，手术后体质好的人 3 天即可行走，所以该患者一诊以治疗高热为主。

治疗疾病，中医自古即主张“方证对应”，即有是方，用是药。赵老更注重此方面，该患者表现为高热、口干、口渴、烦躁、乏力，一派气分热盛，气阴两伤之候，所以我投以对应的竹叶石膏汤，4 剂而愈。竹叶石膏汤来源于《伤寒论》，该方清补并行，主要用于身热多汗，气逆欲呕，烦渴喜饮，舌红少津，脉虚数之症。该方证病机为热病后期，余热未清，气津两伤。其功用为清热生津，益气和胃。方中竹叶、石膏清热除烦为君；人参、麦冬益气养阴为臣；半夏降逆止呕为佐；甘草、粳米调养胃气为使。诸药合用，使热祛烦除，气复津生，胃气调和，诸证自愈。后期患者痰多，加用芦根、瓜蒌以增强化痰之功。用药后四剂而愈。接下来，可以进一步应用中药调理脾胃、气血、睡眠等，使身体更加强壮，以能接受手术治疗。

但是，由于患者饮水返呛，外加中药颗粒较苦，家属照顾不佳等诸多因素，最后拒绝进一步应用中药治疗，可想而知，对于如此瘦削患者，应用纯西药，或者直接手术治疗，体质是否能承担得住都是问题，所以此时应用中药调理，使气血、阴阳达到一定平衡，患者体质增强，既能保证患者生命安全，又能促进日后手术恢复，以期日后万全。

综上，通过此次跟诊学习，使我知道，作为一名中医年轻人，我们应掌握中医理论，灵活运用中医特有的辨证论治，方证对应，对症治疗，方能疗效显著。

三、益气活血肾炎方治疗急性肾盂肾炎后持续低热案

姓名：杨某。性别：女。年龄：51岁。

初诊（2019年7月16日）

主诉：间断低热20余天。

现病史：20余天前患者无明显诱因出现低热症状，体温波动在37.3～37.5℃，遂就诊于吉林大学白求恩第三医院，诊断为急性肾盂肾炎，经治疗后病情稳定。此后间断复查尿常规，均提示尿蛋白（++），尿潜血（+），且有间断低热、乏力、手足心热、畏寒、腰痛等症状，今为求中西医结合治疗，前往赵继福名老中医门诊就诊。

刻下症：低热，乏力，手足心热，畏寒，腰痛，舌质紫，舌苔白，脉细涩。

西医诊断：急性肾盂肾炎（恢复期）。

中医诊断：腰痛（气虚血瘀证）。

治法：益气活血。

方药：益气活血肾炎方。

黄芪25g，赤芍25g，桑寄生30g，鸡内金15g，川芎15g，苍术15g，地龙15g，红花15g，大黄10g，葛根30g，丹参50g，桂枝15g，益母草25g，当归15g，桃仁20g，杜仲20g。7剂。

煎服方法：每剂药水煎两次，共取汁300mL，日1剂，分2次服用。

二诊（2019年7月30日）

症状：服上方后，低热消失，乏力、手足心热及畏寒症状明显缓解，复查尿蛋白（–），舌质紫，舌苔白，脉细涩。

方药：继服上方，7剂。

煎服方法：每剂药水煎两次，共取汁300mL，日1剂，分2次服用。

三诊（2019年8月6日）

症状：患者乏力、畏寒症状明显缓解，仍自觉略有手足心热，舌质暗，舌苔薄白，脉沉。

方药：益气活血肾炎方加地骨皮。

黄芪 25g，赤芍 25g，桑寄生 30g，鸡内金 15g，川芎 15g，苍术 15g，地龙 15g，红花 15g，大黄 10g，葛根 30g，丹参 50g，桂枝 15g，益母草 25g，当归 15g，桃仁 20g，杜仲 20g，地骨皮 20g。7 剂。

煎服方法：每剂药水煎两次，共取汁 300mL，日 1 剂，分 2 次服用。

【师徒评案】

学生：老师，这个患者主诉是低热，我们用的方子并没有太多清热的药物，是通过什么途径使患者退热的？

老师：这个患者考虑还是因气虚所致发热。体内气虚，流通不畅，郁而生热。李杲在《内外伤辨惑论》中曰："内伤脾胃，乃伤其气，外感风寒，乃伤其形……唯当以甘温之剂，补其中，升其阳……盖甘温能除大热，大忌苦寒之药泻胃土耳。"甘温除热的代表方剂就是补中益气汤。而我采用这个方子清热的原理与补中益气方有异曲同工之妙。但是在治疗肾炎这类疾病时，要记住血瘀这个标实会贯穿整个病程，所以活血祛瘀非常重要。同时通过益气，亦能加快血瘀之毒的去除，阴阳平和则体温自然而然恢复正常。

学生：患者既有手足心热，又有畏寒，这种有寒有热的情况该如何辨证呢？

老师：这个患者既有气虚又有血瘀。瘀血阻塞经络，经络不通，气血不达，则会出现肢体寒凉的症状。瘀毒循行，耗伤气阴，则会出现手足心热的症状，故在治疗肾病的同时需要联合活血化瘀。所以，即使有相反的表现，也还是尊重辨证的原则，中医同一个病机完全可以出现相反的临床表现。

学生：老师，该方中苍术、鸡内金起什么作用？

老师：这是我自己的个人经验，临床中发现许多肾炎患者都有消化不良的表现，因脾胃功能差所致，故佐苍术、鸡内金化湿醒脾调胃，可以减少湿浊生成以促进消化。

【传承心得体会】

本案特点：①急性肾盂肾炎后持续低热 20 天，西医治疗无效；②纯中医治疗，益气活血治疗获得痊愈。

中医认为，慢性肾盂肾炎属于“腰痛”“水肿”“虚劳”范畴，以脏腑功能减退为主，其中脾肾两脏功能失调在本病的发生中具有重要意义。治疗以补肾除湿、清热通淋为法的居多。赵老根据多年临床经验认为病程长的肾炎，以气虚血瘀者居多，气虚不能推动血的运行，产生血瘀，血瘀停留在体内，阻塞经脉。血不能载气，气机不能正常运转，导致气的运行发生障碍，而气虚气滞又会进一步加重血瘀，形成恶性循环，故自拟益气活血肾炎方治疗久病的肾炎。本方效法补阳还五汤，重用黄芪补气，与活血药配伍，功在益气活血通脉。所以本方并不单纯注重活血化瘀药物的应用，而是更加关注瘀血形成的原因，注重益气与活血通络并举，这也是临床取效的重要原因。

益气活血肾炎方适用于本虚标实、虚实夹杂之气虚血瘀型肾炎，日久脾肾衰惫，浊毒壅塞。方中黄芪为君药，大补中气，使气旺则血行，祛瘀不伤正；当归、益母草、丹参补血活血，化瘀不伤血，为臣药。地龙性善走窜，长于通络，与黄芪相配，增强补气通络之效，川芎、赤芍、桃仁、红花、桂枝助当归活血化瘀以治标，共为佐药。鸡内金、苍术、大黄泄腑降浊为使药。本病病位在肾，加杜仲、桑寄生以补肾虚。诸药合用，共奏益气活血、通腑降浊之效。

另外，肾炎为病因复杂且迁延难愈之病。病久浊毒壅塞，故赵老在益气活血的基础上应用泄腑降浊药，为本方最为精妙之处。

第五节　其他疾病

一、重症自身免疫性肝病治疗案

姓名：杜某。性别：女。年龄：39岁。

初诊（2020年6月6日）

主诉：胸闷、气短、呼吸困难伴胸胁痛月余。

现病史：患者自述患有自身免疫性肝病、胸膜炎及胸腔积液，本次辅助检查结果显示胆碱酯酶 1607U/L，明显低于正常值；谷氨酰胺转肽酶 37U/L，低于正常值 4 倍以上；血浆红细胞低于正常值的一倍还多；血小板仅为正常值的三分之一。经过影像学检查显示患者脾脏肿大。自述被病痛折磨许久，生理和心理都备受煎熬。患者辗转经过西医系统治疗后并未有显著好转，遂前往赵继福教授处就诊，寻求中医治疗。

刻下症：一般状态极差，被搀扶进入诊室，气短，胸闷，乏力，腹胀，恶心，精神倦怠，食欲差，失眠，脉沉弦细数。

西医诊断：自身免疫性肝病。

中医诊断：胁痛（血瘀证）。

治法：活血化瘀，行气止痛。

方药：血府逐瘀汤加减。

当归 15g，生地黄 50g，桃仁 10g，红花 10g，枳壳 10g，赤芍 20g，柴胡 15g，甘草 10g，桔梗 15g，川芎 15g，牛膝 20g，黄芪 50g，三七粉 10g（冲），蜈蚣 4 条。5 剂。

煎服方法：每剂药水煎两次，共取汁 300mL，日 1 剂，分 2 次服用。

二诊（2020 年 6 月 11 日）

服上方后，乏力感明显减轻，胸水消退，彩超未见胸腔积液，有心包积液，胸闷好转，睡眠差，腹泻，口干。

方药：人参 20g，炒白术 20g，茯苓 20g，炙甘草 15g，木香 5g，砂仁 15g，当归 15g，白芍 20g，柴胡 10g，黄芩 10g，茵陈 30g，土茯苓 30g。7 剂。

煎服方法：每剂药水煎两次，共取汁 300mL，日 1 剂，分 2 次服用。

三诊（2020 年 6 月 18 日）

症状：服药后，胸闷、乏力感略有改善。血压 90/70mmHg（右），90/70mmHg（左）。

方药：香附 10g，丹参 20g，人参 20g，炒白术 20g，茯苓 20g，炙甘草 15g，砂仁 15g，当归 15g，白芍 20g，柴胡 10g，茵陈 20g，土茯苓 30g，木香 5g，黄芩 10g。7 剂。

煎服方法：每剂药水煎两次，共取汁 300mL，日 1 剂，分 2 次服用。

四诊（2020 年 6 月 24 日）

自觉食欲差，上腹部阻塞感，口干，鼻干，音哑。血压 90/60mmHg（左），90/60mmHg（右）。

方药：生地黄 30g，枳壳 15g，香附 10g，丹参 20g，炒白术 20g，茯苓 20g，炙甘草 15g，砂仁 15g，当归 15g，白芍 20g，柴胡 10g，茵陈 20g，土茯苓 30g，木香 5g，黄芩 10g。7 剂。

煎服方法：每剂药，水煎两次，共取汁 300mL，日 1 剂，分 2 次服用。

五诊（2020 年 7 月 1 日）

症状：服药后患者自觉右侧胸胁部不适，经检查右侧胸膜低回声；脉弦细略数。

方药：血府逐瘀汤加黄芪、三七粉、蜈蚣、土茯苓。

煎服方法：每剂药水煎两次，共取汁 300mL，日 1 剂，分 2 次服用。

六诊（2020 年 7 月 8 日）

服药后，患者胸痛明显好转，双眼睑有浮肿，舌淡苔白，脉细数。血压 80/60mmHg（右），80/60mmHg（左）。

方药：①血府逐瘀汤加茯苓皮、黄芪、三七粉、蜈蚣 2 条、土茯苓。②甘草粉 20g×7 剂，冲服。

煎服方法：水煎两次，取汁 300mL，日 1 剂，每次 150mL，日 2 次，口服。甘草粉，早 10g，晚 10g，开水冲服。

七诊（2020 年 7 月 15 日）

此后，一直以血府逐瘀汤为主，进行加减治疗 20 天，胸痛、乏力明显缓解，偶有口干，大便日 1 ～ 2 次，食欲较好，生活基本正常。

随访：此后 2 个月患者因感冒再次来就诊，病情一直较稳定。

【师徒评案】

学生： 自身免疫性肝病是疑难病，为什么首诊采用活血化瘀的方法？是依据脉象吗？还是您的经验？

老师： 患者有胸痛，脉象也有弦象，脉证是相符的，加之病程较久，患者辗转了很多家医院治疗，所以判断为血瘀，从活血化瘀治疗。无论是什么病，我们不要被这个病名吓倒，只要辨证是血瘀的，就从活血化瘀治疗，因此在临床上，我更重视的是辨证，从辨证入手选择方剂。由于脉象沉细，考虑是气虚，所以加黄芪，气行则血行，以促进活血之功。

学生：二诊以健脾除湿为主，和首诊方案差距较大，为什么？根据脉象，还是疾病本身的病机规律？五诊为什么又回来用血府逐瘀汤进行治疗？

老师：二诊这个方是凭借经验开的，针对免疫性疾病，我认为要益气健脾胃，护固后天之本；结合病情，加了清热利胆的药，吃完之后效果不是很理想，所以三诊方有所调整。调整后四诊时患者仍自觉有明显不适，我感觉这种健脾胃的方法可能不对症，还需要回到脉象为主的辨证思路上来。我又重新体会脉象，患者仍有弦细而数，仍是以血瘀为主，所以又回来用血府逐瘀汤进行治疗，由此我体会到辨证的重要性。

学生：老师，通过六诊的活血化瘀治疗，患者病情有明显好转，这次为什么加用甘草粉？

老师：这个患者采用活血化瘀治疗是更对症的，病情有明显好转，所以我们临床还是要重视辨证，辨证的依据还是以脉象为主。由于患者血小板低，甘草粉具有促进血小板再生的作用，所以，加用甘草粉冲服。

【传承心得体会】

自身免疫性肝病是以肝脏免疫性病理损伤和肝脏功能试验异常为主要表现的疾病，属于临床疑难病。西医一般采用激素或免疫抑制剂等进行治疗。本案患者此前一直在西医院住院治疗，但效果不佳，病情持续加重，来诊时一般状态很差。中医一般认为该病与“湿”“瘀”“毒”“虚”等密切相关，治疗上多采用活血化瘀、疏肝理气、清热解毒、健脾益肾之法等。赵老治疗该病以辨证为依据确立治法，以活血化瘀为主进行治疗有效。

通过对该案例的学习，深刻体会到辨证的重要性。患者初诊时病情很重，西医院已经下病危通知，当时我看着如此病重的患者，脑海中没有任何思路，只是机械地摸脉，同时看患者的理化检查报告，得知是自身免疫性肝病，我惯性地想到常见的病机应该是肝肾的亏虚，因为久病多虚，再结合患者沉数的脉象，考虑应该是肝肾阴虚，用赵老常用的肝硬化1方。而这时看到赵老静气凝神地摸脉，居然开出的是血府逐瘀汤，很是不解。当时问老师为什么，老师肯定地说是血瘀，因为脉象中有弦细而硬的脉象，属于赵老认为的血瘀脉。二诊来时患者状况明显好转，可见当时辨证是准确的。包括此后几诊的治疗，都体现了准确辨证对疗效的影响。由此我体会到诊脉以应对临床病证的复杂性，临证思路不能以惯性思维先入为主，应以准确辨证应万变。辨证明确即可大胆用药。根据辨证的结果进行选方用药，赵老多数是以经方、验方进行加减治疗的，首诊时血府逐瘀汤中生地黄用到50g，重在养肝阴，以清热生津。临床中，赵老常针对关键症状采用大剂量单味药的方式，类似方中的"靶药"，直折病势。该案例以血府逐瘀汤为主，反复治疗数次，病情得到有效控制。

近期又有一患者田某，女性，55岁，来自吉林省延吉市，诊断为自身免疫性肝病、肝硬化腹水，在当地医院住院治疗，西医治疗效果不佳，遂求治于赵老。该患者脉象为弦细数，与本案患者脉象不同，结合症状辨证为肝肾阴虚，采用的是肝硬化1号方，经数次治疗，目前田某治疗效果很好，腹水有减少，肝功指标正逐渐恢复。由此可见，虽均为严重的自身免疫性肝病，西医治疗无效，但由于证不同，中医治疗完全不同，两例患者治疗均效果较好，体现出中医同病异治以及在治疗大病方面的优势。

二、补中益气汤治疗重症肌无力案

姓名：邢某。性别：女。年龄：85岁。

初诊（2018年9月30日）

主诉：右侧眼睑下垂、吞咽困难40余天，加重2天。

现病史：患者缘于40天前无明显诱因出现右侧上眼睑下垂，伴有咀嚼无力，晨轻暮重，遂前往吉大一院就诊，诊断为重症肌无力，经住院常规治疗后（具体用药不详），症状略有所缓解出院，但仍遗留右侧眼睑下垂，咀嚼无力。2天前上述症状再次加重，为求中西医结合系统治疗，遂来我院找赵老诊治。

刻下症：精神不振，右侧眼睑下垂，吞咽困难，言语不利，不能进食，痰多，胃部不适，夜眠可，二便正常。

既往史：高血压5年，现应用施慧达2.5mg，日1次口服，血压控制较理想；冠心病病史多年；多发腔隙性脑梗死多年；慢性胃炎、十二指肠炎多年；吸烟史50余年。

查体：体温36.4℃，脉搏70次/分，呼吸18次/分，血压180/70mmHg，神经系统检查显示神清，不完全运动性失语，右侧眼睑上抬无力，双眼向各方向活动自如，双侧瞳孔等大同圆，直径约3mm，对光反射灵敏，伸舌居中，双侧软腭上抬尚可，咽反射正常，四肢肌力5级，肌张力正常，腱反射正常，双侧Barbinski征（–），脑膜刺激征（–），深浅感觉对称存在。舌质暗，苔白，脉沉滑。

理化检查：血脂显示总胆固醇6.38 mmol/L ↑，低密度脂蛋白4.71 mmol/L ↑，载脂蛋白–B. 1.49g/L ↑，余血常规、尿常规、肝功能、肾功能、血糖及离子检查均正常。心电图回报T波异常。头部磁共振显示多发腔隙性脑梗死，未见新发梗死灶，脑萎缩。肺部CT显示胸腺区占位病变，性质待定。

西医诊断：重症肌无力，高血压病3级（极高危险组），腔隙性脑梗死，冠状动脉粥样硬化性心脏病，不稳定性心绞痛，心功能II级，高脂血症。

中医诊断：痿证（气阴两虚夹湿证）。

治法：西医以对症为治法，中医以补气养阴升提为治疗大法。

方药：补中益气汤加减。

黄芪100g，炒白术25g，陈皮15g，升麻15g，柴胡10g，当归20g，炙甘草10g，人参20g，生山药20g，黄芩10g，地龙15g，苍术15g，白扁豆15g，桔梗10g，知母10g，茯苓30g，葛根15g，黄柏10g，清半夏15g，钩藤25g（后下）。14剂。

煎服方法：每剂药水煎两次，共取汁300mL，日1剂，每次150mL，顿服。

二诊（2018年10月26日）

患者服药后胃部不适明显好转，饮食增多，但患者出现胸闷，心悸，畏寒肢冷，冷汗。舌质淡，苔白，脉沉缓。

方药：生脉散加味。

人参 15g，麦冬 15g，五味子 10g，炮附子 8g（先煎），肉桂 10g，丹参 50g，黄芪 25g，当归 15g，远志 15g，盐菟丝子 15g，麻黄 10g，桔梗 20g，淫羊藿 20g，巴戟天 20g，仙茅 10g。5 剂。

煎服方法：每剂药水煎两次，共取汁 300mL，日 1 剂，每次 150mL，顿服。

三诊（2018 年 11 月 1 日）

患者服药后心悸、畏寒肢冷、吞咽困难及言语不利症状均明显改善，但患者仍右侧眼睑下垂明显，口干明显，舌质淡红，苔薄，脉沉。

方 1：黄芪 100g，炒白术 25g，陈皮 15g，升麻 15g，柴胡 10g，当归 20g，炙甘草 10g，人参 20g，生山药 20g，黄芩 10g，地龙 15g，苍术 15g，扁豆 15g，桔梗 10g，知母 10g，茯苓 30g，葛根 15g，黄柏 10g，清半夏 15g，钩藤 25g（后下）。30 剂。

煎服方法：每剂药水煎两次，共取汁 300mL，日 1 剂，每次 150mL，早、晚各 1 次顿服。

方 2：麦冬 20g，扁豆 30g，玉竹 25g，甘草 10g，桑叶 15g，沙参 20g，石斛 25g，玉米须 20g。15 剂。

煎服方法：每剂药水煎两次，共取汁 300mL，每 2 日 1 剂，每次 150mL，中午 1 次顿服。

四诊（2019 年 10 月 30 日）

患者出院后持续服用三诊第 1 方，自诉吞咽困难、眼睑下垂症状逐渐缓解，本次就诊时患者右侧眼睑下垂、吞咽困难、言语不利及胃部不适皆消失，患者痊愈后非常高兴，特前来感谢。

【师徒评案】

学生：您用的补中益气汤加味是一个大方剂，药味多，药量重，您能讲解一下该方的组方原则及所加药在方中的作用吗？

老师：根据患者病证及舌脉表现，我选用这个方子，是在李东垣的补中益气汤的基础上加减而得，全方主要以补气、祛湿及养阴为治疗原则。方子中虽然都是常见用药，但是患者服药后症状缓解明显。方中黄芪、人参为补气之要药，且用量较重，为君药；炒白术、陈皮、苍术、茯苓、白扁豆、清半夏及炙甘草健脾益气，兼祛湿邪，为臣药；当归、地龙及葛根活血通络，柴胡、升麻及桔梗合用载气上升，气行而不滞，为佐药；黄芩、钩藤平肝清热，知母、黄柏养阴，四药合用，缓解全方燥热之弊，为使药。诸药合用，补通结合，使气机得以升降出入，到达机体各处发挥其作用。所以，我们临床治疗时，中药处方运用一定要立法明确，分清主次矛盾，这样患者服药才会获得较好的疗效。

学生：老师，这个患者年龄大，血压高，运用补气温阳之法，是否对患者血压有影响，在临床中该如何把握这个问题？

老师：这个问题我也考虑过，但是这个血压高，主要是虚性的高血压，这点要仔细把握，认真分辨。患者基础病较多如冠心病、高血压等，加之年龄较大，本身机体就是有一定的耗损，再加上患重症肌无力，对机体无疑更是雪上加霜，虽然初诊时运用了大量的补气药，但在二诊时患者还是出现了心阳虚衰的表现，究其原因主要是患者衰竭到了一定程度，所以当时用生脉散加味以温补心阳，回阳救逆。对于像此患者出现机体虚的状态时，我们运用大量补气温阳之药，会使气血阴阳得以峻补，量变引起质变，机体不再靠血脉紧张来维持气血供给及减少阴阳耗损，从而使让患者血压平稳，而不会出现血压升高，起到双向调节的作用，这就是中医的优势所在。

学生：老师，您认为重症肌无力的关键病机是什么？治疗上应如何把握？

老师：我认为该病的关键病机是气血不足，同时治疗上应分轻重。要详诊细察患者就诊时的证候，准确辨清患者的病证所在，以及孰多孰少或有无兼证，为立法组方提供可靠的依据，从而灵活加减。初期患者症状轻，以气血不足为主时，以十全大补汤加减或人参养荣汤加减治疗。中后期以脾虚或阳虚为主时，要在补气养血的基础上加用健脾或温阳的药物，主要以补中益气汤加味或生脉散加味治疗。临床上分辨明确，运用灵活，均会收到较好的疗效。

【传承心得体会】

本案特点：①患者为老年女性，西医诊断明确；②患者年龄较大，基础疾病多；③患者出现右侧眼睑下垂，吞咽困难，言语不利，不能进食等临床表现，病情较重；④以补中益气汤加减治愈痿病。

重症肌无力是抗体介导的神经肌肉接头处乙酰胆碱受体损伤的自身免疫性疾病。其临床表现为眼肌或全身肌无力，不耐疲劳，晨轻暮重，活动后症状加重，休息后缓解，疲劳试验阳性；严重的患者，言语断续含糊，甚至失声，进食乏力，须停歇多次才能继续咀嚼。临床以胆碱酯酶抑制剂、激素和胸腺治疗为主，病情易反复。针对此病赵老以补益气血贯穿整个治疗的始终，兼以健脾温阳获得良效。赵老治疗上述疾病时也是准确把握了这一点，使患者病愈。

赵老对本案的治疗，让我体会到补益气血是治疗本病的关键。气血是脏腑经脉生理活动的物质基础，气血充沛才会激发脏腑经络功能，维持正常的生理机能。气血亏耗，无力推动气血运行，肢体筋脉不得温运而致动则乏力，该病易反复发作，迁延不愈。虚则邪自内生，易出现脾虚生湿，严重时出现阳虚，甚至亡阳从而危及生命。

治疗本病，必须在辨证的基础上，根据临床表现有所侧重。辨证为气血虚时要以大剂量的补气药如黄芪峻补中气之不足，使脾胃健，则气血生化有源，精微得以四布，正如《本草正义》曰黄芪“补益中土，温养脾胃，凡中气不振，脾土虚弱者最宜”。兼有阳虚之象时，即配伍巴戟天、淫羊藿等温阳之品推动气血的输布，从而减轻动则乏力之症；因虚致实时，如有湿证表现即配伍茯苓、白术及白扁豆等健脾利湿之品。

赵老治疗本病的同时，也强调平素饮食中多食山药等健脾之品，使中气健运，气血运行正常从而更好地改善患者症状，并适当加强肢体活动以利于患者的康复。

三、活血化瘀法治愈崩漏案

姓名：张某。性别：女。年龄：49岁。

初诊（2020年4月24日）

主诉：经期腹痛3个月。

现病史：近3个月，每遇经期无明显诱因皆出现腹痛，末次月经2020年4月20日，腹痛加重，月经量大，西医建议手术治疗，患者拒绝，为求中医治疗遂来我院专家门诊就诊。

刻下症：经期腹痛，经期血块多，月经量过多，舌苔薄，舌色紫暗，脉象细弦涩。

西医诊断：功能性子宫出血。

中医诊断：崩漏（血瘀证）。

治法：活血化瘀。

方药：桃红四物汤。

熟地黄30g，当归20g，炒白芍20g，桃仁15g，红花15g，香附15g，乌药15g，川芎10g。2剂。

煎服方法：每剂药水煎两次，共取汁300mL，日1剂，每次150mL，饭后半小时口服。

二诊（2020年4月26日）

症状：服药后腹痛减轻，月经量减少趋于正常。舌苔薄，舌色紫暗，脉象细弦涩。

方药：上方继服2剂后，再服用人参养荣汤7剂。

人参10g，黄芪25g，熟地黄25g，麦冬15g，五味子10g，白芍20g，当归20g，茯苓20g，白术20g，陈皮15g，远志15g，肉桂10g，炙甘草10g，大枣10g，生姜3片。

煎服方法：每剂药水煎两次，共取汁300mL，日1剂，每次150mL，饭后半小时口服。

随访（2020年6月29日）

患者近几个月未再出现痛经，月经量正常，质清，无血块，二便正常，睡眠正常。

【师徒评案】

学生：本病例经期腹痛，月经量大，您诊断为血瘀型崩漏的思路是什么？

老师：崩漏属妇科血证，经血非时而下，淋漓不断，谓之漏下，忽然暴下，谓之崩中。崩与漏出血情况虽不同，但二者常交替夹杂出现，故统称崩漏。该患者不仅月经量大，而且经期腹痛，血块多，脉象弦细涩，从而确定为血瘀型崩漏。但对于崩漏在用活血化瘀治疗时需要特别小心，一旦辨证错了，会导致血量增加，这是比较危险的，所以一般我先开2剂药，同时告诉患者，如果血量多了，马上停药，前来就诊。这就是用活血法治疗出血证的案例。

学生：崩漏有很多分型，请您讲解下不同分型如何选方？

老师：临床多以血热、血瘀、气虚、肾虚分型，一般情况下，血热证以清热固经汤加减、血瘀证以桃红四物汤加减、气虚证以举元煎加减、肾阴虚证以六味地黄汤加减、肾阳虚证以右归丸加减治疗。临床治疗证型更为复杂的崩漏，需耐心、细致琢磨，认真思考，方可下药。崩漏中医治疗还是非常有效的。

学生：患者痊愈后，如何调理？

老师：崩漏日久失血过多易导致气血不足，有疲劳、乏力等症状，应以补气养血法治疗，避免再次出现痛经及月经过多，处方多用十全大补汤或人参养荣汤这一类药物做善后调理。所以，一般我后期都开人参养荣汤或十全大补汤。

【传承心得体会】

本案特点：①更年期女性，崩漏诊断明确；②以活血化瘀法治疗出血证，辨证准确获得痊愈；③纯中药治疗使患者免于手术。

崩漏是指妇女非周期性子宫出血，其发病急骤，暴下如注，大量出血者为“崩”；病势缓，出血量少，淋漓不绝者为“漏”，临床多以崩漏并称。该患因经期腹痛伴月经量大前来就诊。我们作为年轻医生面对这种月经量大的患者，不敢用活血类药物。赵老明确诊断为血瘀型崩漏，大胆用药，给予两剂桃红四物汤，让患者服药后观察病情。患者服药后症状缓解，继续服本方两剂，而获痊愈。

能准确辨证与赵老丰富的临床经验密不可分，更因为他对脉象有着独到见解。脉象为准确辨证提供了很好的依据，赵老临床特别重视脉象诊断，对这个病例能够正确辨证主要依靠的是脉象，女性脉象见沉涩，为血瘀之象，所以对脉象的学习与掌握是我们学习的重中之重。

四、补气活血法治疗慢性肾炎案

姓名：刘某。性别：男。年龄：40 岁。

初诊（2019 年 8 月 25 日）

主诉：乏力、尿血 10 年。

现病史：2010 年体检中发现尿常规异常，潜血（+++）、尿蛋白（+++），于当地医院经检查诊断为慢性肾炎，给予复方肾炎片口服，疗效欠佳。此后经中西医间断治疗后乏力症状有所好转，但尿常规长期有潜血及尿蛋白，现为求中医治疗，就诊于赵继福教授门诊。

刻下症：乏力，余无明显不适，饮食及睡眠尚可，二便正常。

查体：血压 120/80mmHg。

辅助检查：尿常规显示隐血（+++），蛋白（+）。

西医诊断：慢性肾炎。

中医诊断：淋证（气虚血瘀证）。

治法：补肾活血。

方药：急性肾炎方。

人参 10g，熟地黄 20g，山药 20g，黄芪 25g，杜仲炭 10g，桑寄生 15g，巴戟天 15g，山茱萸 15g，车前子 15g，益母草 15g，牡丹皮 10g，泽泻 10g，肉桂 10g，丹参 15g。7 剂。

煎服方法：水煎取汁 300mL，每次 150mL，早晚 2 次分服。

二诊（2019 年 9 月 1 日）

症状：乏力改善，饮食可，睡眠可，二便调。

复查：尿常规显示红细胞 18.58/μL，隐血（+++），蛋白（+）。

治法：补肾活血。

方药：继服上方 7 剂。

三诊（2019 年 9 月 8 日）

症状：患者无明显不适症状。

辅助检查：尿常规显示红细胞 13.95/μL，红细胞（高倍视野）2.5/HP；隐血（+++），尿蛋白阴性。

治法：益气活血。

方药：益气活血肾炎方。

黄芪 25g，赤芍 25g，桑寄生 30g，鸡内金 15g，当归 15g，川芎 15g，苍术 15g，地龙 15g，红花 15g，桃仁 20g，大黄 10g，葛根 30g，丹参 50g，桂枝 15g，杜仲 20g，益母草 25g。7 剂。

煎服方法：每剂药水煎两次，共取汁 300mL，日 1 剂，分 2 次服用。

四诊（2019 年 9 月 21 日）

症状：无明显不适症状。尿常规显示红细胞 5.28/μL，隐血（+），尿蛋白阴性。

治法：益气活血。

方药：继服上方，7 剂。

【师徒评案】

学生：老师，我见过的肾炎的患者，病情总是反复，您在治疗中怎样规避这方面的问题呢？

老师：慢性肾炎这种病，大多病程长。久病体虚，容易外感，导致反复发作。如果慢性肾炎合并有高血压时，治疗起来非常困难。高血压患者如果出现肾小球动脉硬化，这类患者往往血瘀较重，比较难治。而这时的西药降压药只能起到暂时降压的作用，无法根治高血压。慢性肾炎合并高血压的患者，必须得用活血药才能把血压降下来，慢性肾炎才能根治，没有活血药物，则不易痊愈。所以，我重视活血治疗慢性肾炎，效果比较好。

学生：老师，这个患者尿中有潜血及红细胞，您用桃仁、红花这样的活血药，会不会加重出血呢？

老师：这时用的活血药是起到祛瘀生新的作用，不会加重出血。离经之血便是瘀血，这时用活血化瘀药才能将离经之血祛除。就像用桃红四物汤治疗崩漏，都是依据祛瘀生新、活血止血这个原理。

学生：老师，您第三诊时用方和上两次的不同，这两个方剂在应用时您是如何选用的呢？

老师：前两诊用的急性肾炎方是以补肾为主的，加人参、黄芪等补气药，是益气补肾为主。后来用的益气活血肾炎方以补肾活血为主的，久病患者气血不足，气虚血行不畅，血瘀脉络，所以给予补肾气兼活血祛瘀之法。

【传承心得体会】

本案特点：①西医诊断明确：根据患者症状、体征及理化检查结果，慢性肾炎的诊断明确。②病程长，未系统治疗。③本病缠绵难愈，经治疗好转后，患者经常在感冒或劳累后出现反复。④中医优势：中医治疗，复发率低，愈后较好。

赵老认为，肾气不足是本病发生的主要病机，在治疗中应注重辨证施治，维护肾气。首先，脏腑虚损是关键，主要是脾和肾的虚损。脾主运化，肾主水、司开阖，若脾肾亏虚则水运失常。肾失封藏，则精微下注，而成蛋白尿；肾阴不足，虚热内扰，肾络受损则出现血尿。赵老遣方用药中以扶正祛邪、固护肾气、活血化瘀为基本治法。经中医药治疗，使肾气旺盛，正气充足，正胜邪退，祛瘀生新，达到治病求本的目的，从而降低复发率。

通过跟诊，深刻体会到中医治病求本的原则，就像浇花一样，不能只浇叶，浇水要浇到根上，才能枝繁叶茂。通过跟诊，深刻体会到老师在诊治疾病过程中，透过现象看本质，把握好舌苔、脉象，辨证准确，用药精良，使疑难杂症变得不再疑难。

五、纯中药内外结合治愈带状疱疹案

姓名：金某。性别：女。年龄：45 岁。

诊治医师：藏志强。

初诊（2016 年 5 月 6 日）

主诉：左下胸部起水疱剧烈疼痛 5 天。

现病史：患者 5 天前左侧下胸部疼痛，而后相继出现红斑及水疱，呈簇状出现，从前胸蔓延至后背，疼痛剧烈，夜不能眠，口干喜凉饮，大便秘结，尿黄，舌红，苔薄黄，脉弦滑数。

查体：左侧胸部下前后肋间散在密集呈簇状大小不等的水疱，充血，周围有红色浸润，未见破溃。

西医诊断：带状疱疹。

中医诊断：蛇串疮（肝经郁热证）。

治法：清肝胆湿热。

方药：

1. 柴胡清肝散加减

柴胡 10g，当归 10g，川芎 10g，生地黄 10g，赤芍 10g，牛蒡子 10g，黄芩 10g，栀子 10g，龙胆草 10g，连翘 10g，板蓝根 20g，秦艽 10g，延胡索 10g，郁金 10g，桃仁 6g，红花 6g，甘草 10g，泽泻 15g，白蒺藜 10g，茜草 10g，木通 10g，车前子 10g，大黄 5g。3 剂。

煎服方法：每剂药水煎两次，共取汁 300mL，日 1 剂，每次 150mL，饭后半小时口服。

2. 带状疱疹外用方

雄黄 10g，白矾 20g，蜈蚣 3 条。3 剂。

用法：共研末、香油调糊，适量早、晚外敷。

二诊（2016 年 5 月 9 日）

服上方后，局部水疱逐渐消退，疼痛减轻，大便通，舌红，苔薄黄，脉弦滑数。

方药：上药继服，3 剂。

三诊（2016 年 5 月 12 日）

再服上方后，局部疱疹已干燥结痂脱落，疼痛消失，表面留有色素沉着，未再服药及外用药，后随诊未再复发，无后遗症。

【师徒评案】

学生：老师这个柴胡清肝散治疗带状疱疹为什么这么有效？

老师：柴胡清肝散，这个方是我家祖传的方剂，该方是在龙胆泻肝汤基础上加减而成，专门治疗带状疱疹。该病一般发病于胁肋部，属于肝胆经循行部位；患者疼痛难忍，局部灼热，与气滞血瘀有关。所以，方中加用理气药物延胡索、郁金；方中桃红四物汤，以熟地黄改生地黄，以增强活血、养血、清热之功；该病为湿热毒内侵，加用板蓝根、连翘以清热；加用白蒺藜、茜草以凉血祛斑。这是柴胡清肝散的组方思路。这个患者舌红，脉弦滑，病变部位色红，伴有水疱，疼痛难忍，故选用此方没错，方证对应，故有效。若发生于其他部位的疱疹，可加入相应的引经药物，效果亦很好。

学生：老师患者得了带状疱疹，一般应该注意什么？

老师：得了带状疱疹，1 ～ 3 天后，发病部位的皮肤即出现绿豆粒大小的丘疹、水疱，沿神经分布，集簇状排列，呈条带状。患此病者，主要表现为全身疲倦无力，食欲不振，轻度发热，很快发病部位感觉灼热，有跳痛或痒。轻者也可不痛，但有痒感，或只见红斑而没有明显疱疹；重者疼痛明显，坐卧不安，皮肤可以出现大疱、血疱，甚至坏死。数日后由澄清透明的水疱变为混浊的脓疱，部分可破溃形成糜烂。老年患者常出现剧烈疼痛，影响睡眠，如果治疗不及时，在皮损消退后，仍遗留疼痛。进入带状疱疹后遗症期，留下反复的神经疼痛。所以这个病的关键是一定及时治疗，防止留下后遗神经痛，那是比较难治的；另外，一定要内外结合治疗，外用药物也是我家祖传的，可以使疼痛和疱疹尽快消失，无后遗症。

学生：老师，带状疱疹外用方内含有雄黄，是否会产生中毒？应用时需注意什么？

老师：雄黄这味药为硫化物类矿物药，具有解毒杀虫、燥湿祛痰、截疟的功效。在应用时应当特别注意，用量不要过大，时间不要过久，注意不能涂抹太厚，如果疱疹面积较大，一定不要用纱布覆盖包扎，每天 1 ～ 2 次即可，在上第二次药时，尽量把第一次药洗净。只要注意这些，一般不会中毒。当疱疹结痂后即可停用。

【传承心得体会】

本案特点：①患者为青年女性，带状疱疹诊断明确；②内外结合采用赵老祖传纯中药方剂治疗获得痊愈，无后遗症；③雄黄、蜈蚣外用是外治的关键药物。

赵老治疗本病，在遵循常法时也有自己的体会，他认为本病的发生，可因情志内伤以致肝胆火盛，或因脾湿郁久，湿热内蕴，外受毒邪而诱发，毒邪化火与肝火、湿热搏结，阻滞经络，气血不通，不通则痛，故见灼热疼痛；热毒蕴于血脉则发为红斑，湿热凝聚不得疏泄则发为水疱，因此肝胆热盛，脾湿内蕴为本病的根本，皮肤发为水疱，剧烈刺痛为其症状的主要特征。

在辨证上，清热利湿解毒以治其因，化瘀通络理气以治其里，在辨证时要权衡湿热之中是湿重还是热重，热毒之中是热重还是毒重，在治疗中要抓住各个阶段的发展变化，因为时有表现为热解而湿未清，时有表现为湿化而毒热未解者。柴胡汤清肝散由龙胆泻肝汤加减而成，方中柴胡有和解表里、疏肝升阳之功效。当归有调经止痛、润肠通便、补血活血的作用。酒当归活血通经。川芎有行气开郁、祛风燥湿、活血止痛之功效。生地黄有清热生津、凉血止血之功效。赤芍有清热凉血、活血祛瘀的功效。牛蒡子有疏散风热、宣肺透疹、利咽散结、解毒消肿之功效。黄芩有疏散风热、宣肺透疹、利咽散结、解毒消肿之功效。栀子有护肝、利胆、降压、镇静、止血、消肿等作用。龙胆草有清热燥湿、泻肝胆火的功效。连翘有清热、解毒、散结、消肿之效。板蓝根有清热解毒、凉血利咽之功效。秦艽有祛风湿、清湿热、止痹痛、退虚热的作用。延胡索有活血散瘀、利气止痛的功能。郁金有活血止痛、行气解郁、清心凉血、利胆退黄的功效。桃仁有活血祛瘀、润肠通便、止咳平喘的功效。红花有活血化瘀、散湿去肿的功效。泽泻有利水、渗湿、泄热之效。白蒺藜有平肝解郁之效。甘草有清热解毒、调和诸药之效。全方共奏清热解毒、凉血祛瘀之效。

但应注意疗效是与辨证分不开的，该方对于发生于胁肋部的疱疹疗效显著。若发生于其他部位的疱疹，配伍相应引经药物，效果亦不错。带状疱疹迁延不愈，形成后遗症者较难治愈。

六、百合固金汤治疗老年哮喘案

姓名：杨某。性别：女。年龄：78 岁。

初诊（2019 年 10 月 15 日）

主诉：反复发作性咳嗽、喘促 13 年，加重 1 周。

现病史：患者自述于 13 年前无明显诱因出现咳嗽，咯痰，活动性喘促等症，在当地医院诊断为慢性支气管炎，经对症治疗后可缓解。近些年每逢季节性气候变化，上述症状就反复发作，多次就诊于大医院，经检查诊断为慢性支气管炎、肺气肿、支气管哮喘，经解痉平喘等治疗后好转。1 周前无明显诱因上述症状加重，在家中自服药物（具体不祥）缓解不明显，为寻求中医治疗来门诊就诊。

刻下症：咳嗽，咯痰，色黄质黏，喘促，活动后加重，睡眠及饮食欠佳，二便尚可，舌质红少苔，脉细数。

查体：体温 36.5℃，心率 95 次 / 分，呼吸 26 次 / 分，血压 110/70mmHg，双肺呼吸音粗，双肺可闻及散在的哮鸣音，睡眠饮食欠佳，二便尚可。

西医诊断：支气管哮喘、慢性支气管炎、肺气肿。

中医诊断：喘病（肺气虚证）。

治法：滋阴养肺，止咳平喘。

方药：百合固金汤。

生百合 50g，生地黄 25g，熟地黄 25g，玄参 15g，桔梗 15g，甘草 10g，川贝母 10g，麦冬 15g，当归 15g，白芍 2g，桑叶 15g，阿胶 15g（烊化），黑芝麻 25g。7 剂。

煎服方法：水煎取汁 300mL，每日 1 剂，每次 150mL，早晚饭后半小时温服。

二诊（2019 年 10 月 22 日）

主诉：咳嗽、咯痰、喘促减轻，自觉手足心热，食欲好转，睡眠欠佳，二便尚可。

查体：血压：116/70mmHg，听诊肺部散在的哮鸣音减少，舌质红，少苔，脉细数。

治法：滋阴养肺，止咳平喘。

方药：继服上方 7 剂。

三诊（2019 年 10 月 30 日）

主诉：咳嗽、咯痰好转，活动后胸闷气短，手足心热，食欲好转，睡眠欠佳，二便尚可。血压 110/70mmHg，听诊肺部散在的哮鸣音减轻，舌质红，少苔，脉细数。

治法：滋阴养肺，止咳平喘。

方药：调心汤。

人参 15g，丹参 30g，紫石英 30g，川芎 15g，连翘 10g，桂枝 10g，炙甘草 10g。7 剂。

煎服方法：水煎取汁 300mL，每日 1 剂，每次 150mL，早晚饭后半小时温服。

【师徒评案】

学生：老师为什么您之前说哮喘这个病是 10 岁前治好终生不复发，而 10 岁以后治不好终生不愈呢？ 10 岁后治疗能达到什么样的一个效果？

老师：我觉得哮喘这个病多数和遗传基因、过敏有很大的关系。很多哮喘患者都是过敏体质。一般患者在 2 岁或 3 岁的时候就开始发生哮喘，以前检测手段不行，以为哮喘就是咳嗽，认为咳嗽好了，哮喘也就好了。但实际你在听诊的时候还是可以听到哮鸣音的，所以这个病就没有得到根治。我经常说 10 岁以前治好，终生不犯，10 岁以后治不好终生不愈。为什么是在 10 岁左右呢？因为 10 岁左右正是一个生长期的变化节点，也就是说身体变化有一个转折点，这时可以改变体质。如果在这个时候哮喘被根治了，以后都不会复发。即使以后会有感冒引起的咳嗽，但哮喘不会复发。如果 10 岁以前治疗不好，那以后一有感冒就会犯哮喘。中医治疗这个病首选小青龙汤或麻杏石甘汤。在急性期寒邪犯肺的阶段用小青龙汤起效最快。痰热壅肺阶段用麻杏石甘汤。曾经有一个患者，他哮喘发作的时候，吃的小青龙汤，半个小时左右就不喘了，效果很好。临床中对于哮喘恢复期的患者用百合固金汤；若是反复发作的合并慢阻肺、肺心病的老年患者，可以用都气丸或定喘汤治疗。

学生：老师我看您治疗哮喘病的这个药方里面没有平喘的药物和益肺气止咳的药物，而患者服用了以后一直都感觉很好，病情有明显好转，是什么思路呢？

老师：治疗这个病要看是在哪个期。一般急性发作期就用平喘药，缓解期很多都是以益肺养阴为主。肺气得养，肺气盛自然就好了。

学生：老师，这个患者复诊时，是不是因出现了心脏的问题而换了调心汤？现在咳嗽喘息的症状基本缓解，用不用再加些中药巩固治疗？如果需要加，加哪些中药比较合适？

老师：因为这个患者的咳嗽、喘促基本痊愈。根据脉象我考虑他有些心气虚，所以选用了调心汤以补心气。哮喘的缓解期应巩固治疗，要以益气养阴治疗为主，当然也可加点其他的药物，比如少量的麻黄、桔梗、杏仁等。

【传承心得体会】

本案特点：①老年女性，哮喘反复发作；②辨证为主，采用百合固金汤治疗有效；③后期以补心益肺巩固治疗。

通过跟诊这个病例，学习到老师的临床诊断思路，对哮喘合并慢性支气管炎的诊疗过程，能够清晰掌握，准确地抓住病证在不同时期的特点，根据这一特点，遣方用药，精准有效，能很快地收到临床效果。我在治疗哮喘以及气管炎一类的疾病中，深深体会到老师的诊治思路，虽然有喘症并不是一定要用平喘的方式才能解决问题，既要究其根源又要因势利导。这个病例体现了“肺为娇脏，喜润恶燥”的生理特性，慢性病时常耗气伤津，给予调和金水，润肺而敛阴，咳喘自止，实属巧妙。就像赵老用调理肠胃的保和汤治愈若干冠心病患者一样，不单是异病同治更是多年来经验的总结。因此在临床中要不断深入学习老师的辨证思路及临床诊断和用药，老师能单以一个病证为切入点，从这个病证的源头摸起，不是针对疾病的某个症状进行治疗，头痛医头，脚痛医脚，而是能纵观疾病的整个发病过程，掌握好各阶段所表现的临床病证，辨证施治，发挥中医特色获得最佳疗效。

七、青年新发糖尿病临床治愈案

姓名：崔某。性别：男。年龄：28岁。

诊治医师：李圣爱。

初诊（2018年7月18日）

主诉：口干渴、多饮、多食、多尿3个月，加重2天。

现病史：患者于3个月前无明显诱因出现口干渴、多饮、多食、多尿症状，进食后无法缓解，2天前症状加重，前往医院就诊，提示血糖偏高，为求系统治疗故来我院门诊就诊。

刻下症：口干渴，多饮，口苦，胸闷气短，头晕，神疲乏力，手足麻木，时有汗出，小便频，大便干结，舌色淡，苔薄，脉数而有力，脉体宽。

查体：血压130/70mmHg。

辅助检查：自带门诊体检报告（延边医院2018年7月18日）血糖18.1mmol/L，糖化血红蛋白10.4%。

西医诊断：糖尿病。

中医诊断：消渴（气阴两虚证）。

治法：益气养阴，润燥生津。

方药：石膏50g，地骨皮40g，制何首乌30g，生地黄30g，天花粉30g，麦冬30g，黄精30g，生山药30g，玄参30g，金樱子15g，山茱萸15g，乌梅15g，黄连10g。7剂。

煎服方法：水煎两次，共取汁300mL，日1剂，每次150mL，日2次口服。

二诊（2018年7月26日）

患者头晕，四肢乏力减轻，口渴、多饮、多食、多尿等症状无明显改善，脉数而有力，但力度较上周有减轻，脉体宽。

服药期间患者自测血糖，空腹血糖可控制在10.5～12.2mmol/L之间，餐后两小时血糖在12.7～17mmol/L之间。

查体：血压120/70mmHg。

方药：糖尿病2号方去黄芪加石膏。

石膏50g，地骨皮40g，制何首乌30g，生地黄30g，天花粉30g，麦冬30g，黄精30g，生山药30g，玄参30g，金樱子15g，山茱萸15g，乌梅15g，黄连10g。7剂。

煎服方法：每剂药水煎两次，共取汁300mL，日1剂，分2次服用。

三诊（2018年8月2日）

患者初诊时所述诸症都有减轻，脉数而有力，力度较前减轻。

服药期间患者自测血糖，空腹血糖可控制在6.2～8.8mmol/L之间，餐后两小时血糖在8.0～11.6mmol/L之间。

查体：血压120/80mmHg。

方药：糖尿病2号方去黄芪加石膏。

石膏50g，地骨皮40g，制何首乌30g，生地黄30g，天花粉30g，麦冬30g，黄精30g，生山药30g，玄参30g，金樱子15g，山茱萸15g，乌梅15g，黄连10g。7剂。

煎服方法：每剂药水煎两次，共取汁300mL，日1剂分，2次服用。

四诊（2018年8月10日）

患者无明显不适，口干、多饮、多食、多尿症状减轻，舌色红，苔少，脉数。

服药期间患者自测血糖，空腹血糖可控制在6.4～8.5mmol/L之间，餐后两小时血糖在7.6～10.7mmol/L之间。

查体：血压120/80mmHg。

方药：糖尿病1号方。

人参10g，知母10g，鸡内金10g，五味子10g，生山药30g，黄芪30g，葛根 30g，天花粉 30g。7 剂。

煎服方法：每剂药水煎两次，共取汁 300mL，日 1 剂，分 2 次服用。

五诊（2018 年 8 月 17 日）

患者口干、多饮、多食、多尿症状逐渐减轻，舌红，苔少，脉数。

服药期间患者自测血糖，空腹血糖可控制在 4.4 ～ 6.5mmol/L 之间，餐后两小时血糖在 7.5 ～ 9.8mmol/L 之间。

查体：血压 120/80mmHg

方药：糖尿病 1 号方。7 剂。

煎服方法：每剂药水煎两次，共取汁 300mL，日 1 剂，分 2 次服用。

六诊（2018 年 8 月 25 日）

患者无明显不适，舌红，苔薄，脉数。

血糖情况：空腹血糖为 6.1mmol/L；餐后两小时为 7.7mmol/L。

方药：糖尿病 1 号方。7 剂。

煎服方法：每剂药水煎两次，共取汁 300mL，日 1 剂，分 2 次服用。

七诊（2018 年 9 月 1 日）

患者无明显不适，舌红，苔薄，脉数。

血糖情况：空腹血糖为 5.8mmol/L；餐后两小时为 7.1mmol/L。

方药：糖尿病 1 号方。7 剂。

煎服方法：每剂药，水煎两次，共取汁 300mL，日 1 剂，分 2 次服用。

八诊（2018 年 9 月 9 日）

患者无明显不适，舌红，苔薄，脉数。

血糖情况：空腹血糖为 5.2mmol/L；餐后两小时为 7.3mmol/L。

方药：糖尿病 1 号方。14 剂。

煎服方法：每剂药水煎两次，共取汁 300mL，日 1 剂，分 2 次服用。

九诊（2018 年 9 月 26 日）

患者现已无明显口干、多饮、多食、多尿等症状，舌红，苔少，脉弦。

查体：血压 130/80mmHg

血糖情况：空腹血糖为 6.0mmol/L；餐后两小时血糖为 8.6mmol/L；午餐

前血糖为 5.8mmol/L。

方药：糖尿病 2 号方去黄芪加人参 10g。

人参 10g，地骨皮 40g，制何首乌 30g，生地黄 30g，天花粉 30g，麦冬 30g，黄精 30g，生山药 30g，玄参 30g，金樱子 15g，山茱萸 15g，乌梅 15g，黄连 10g。7 剂。

煎服方法：每剂药水煎两次，共取汁 300mL，日 1 剂，分 2 次服用。

十诊（2018 年 9 月 30 日）

血糖情况：空腹血糖为 5.9mmol/L；餐后两小时血糖为 7.9mmol/L。

方药：糖尿病 2 号方去黄芪加人参 10g，10 剂。

煎服方法：每剂药水煎两次，共取汁 300mL，日 1 剂，分 2 次服用。

十一诊（2018 年 10 月 17 日）

服药期间患者自测血糖，空腹血糖可控制在 5.1 ～ 6.1mmol/L 之间，餐后两小时血糖在 7.8mmol/L 以内。

血糖情况：空腹血糖为 5.3mmol/L；餐后两小时为 7.2mmol/L。

方药：糖尿病 1 号方。7 剂。

煎服方法：每剂药水煎两次，共取汁 300mL，日 1 剂，分 2 次服用。

随诊（2018 年 11 月 5 日）

空腹血糖为 5.8mmol/L；午餐后两小时为 7.2mmol/L。

患者多数情况空腹血糖可控制在 6.1mmol/L 以内，餐后两小时血糖可控制在 7.8mmol/L 以内。

【师徒评案】

学生：老师，这位患者初诊时血糖偏高，但在治疗过程中发现降糖效果很好，而且该患并没有使用任何降糖药和胰岛素，可以认为是中药起到直接降糖的作用吗?

老师：并不能说中药起到的是直接降糖的作用，因为中医治疗糖尿病，并不是单纯以降糖为目的，而是通过中药使患者自身的调糖能力得到改善和恢复，在这个过程中血糖下降也是很自然的事情。

学生：老师，从这位患者的整个治疗过程来看，无论是他的症状改善情况，还是控制血糖效果都比较理想，但是也有患者使用中药治疗的效果并不明显，所以想请问您，有哪些类型的患者用中药治疗效果会比较理想呢?

老师：之前讲过中药不是起直接降糖的作用，是通过恢复患者自身调糖能力，间接达到降糖的疗效，患者自身的胰岛功能一定要存在，这是一个重要的前提。在这个基础上，无论是阴虚、气滞、血瘀等病证引起的胰岛功能下降，使用中药治疗的效果都不错。消渴病病机涉及的脏腑比较多，其中以肾为本，临床上如果消渴患者属于肝郁气滞证，但是此人肾精比较充足，那这类患者使用中药起效会快一些，疗效也比较明显，比如逍遥降糖饮，就是治疗肝郁气滞型消渴比较常用的方子。

【传承心得体会】

糖尿病属于临床常见的代谢性疾病，以高血糖为主要标志，以“三多一少”为典型的临床表现。根据临床表现属于中医“消渴”范畴。

本病例为学生治疗病例，西医确诊糖尿病，中医诊断为消渴，气阴两虚证。该患为28岁青壮年，既往无病史，为新发糖尿病，在跟随赵老出诊期间，应对此类患者，老师常用中药治疗，疗效显著，回忆老师教导，遵从整体观念、辨证论治的原则，使用纯中药治疗，患者症状消失，血糖控制良好。

患者初诊时多饮、多食、多尿症状明显，血糖数值高，可以明确疾病诊断。患者气短乏力，多汗，舌淡苔薄，脉以数象为主，脉体较宽，脉力亢盛，是气阴两虚之证，由于病程较短，脉象中气虚之象不明显，以阴虚为主，热象明显，所以先给患者用了7剂赵老的糖尿病2号方去黄芪加石膏，滋阴清热兼补气生血的功效，以控制本病的进展，三诊时患者症状有明显改善，脉中热象也有减轻，所以用药方向也从滋阴清热为主，转为气阴双补为主，方用老师的糖尿病1号方。之后的治疗中患者症状逐渐减轻，降糖效果理想，遂以脉定方，糖尿病1、2号方交替使用，直至症状消失，血糖水平控制在正常值。

赵老常常教导我们看诊要“以病为纲”，然后辨证分型，最后确定用药，每一步都应该仔细辨别，仔细区分，就能极大地避免误诊误治，保证治疗质量和患者的生命安全。

下篇　师徒对话

第四章　从医之路

第一节　如何走向中医之路

学生： 作为名中医，老师您能给我们讲讲您是如何走向中医这条路的吗？

老师： 因为我们家祖上四代都是学医的，父母一心想让我当一名优秀的医生，从小我就开始跟着父亲学习中药、方剂等。父亲给患者看病，我就帮忙抓药。每天晚上，还要跟着父亲洗药、切药、晾晒等，有时候还要帮父亲做药丸，那时候是很辛苦的。虽然很累，每次看着被父亲治好的患者不再受病痛所累，对父亲的那种由衷的感激，让我也想具备这样的本领，解决患者的问题，我立志做一名医生，当一名好医生。所以，走上中医路，还是受我父亲的影响比较大。

学生： 请问老师，在您成长的路上，对您影响较大的有哪些人？

老师： 在我成长过程中，首先是父亲对我影响很大。小的时候，父亲就要求我每天背药性赋、汤头歌、四百味等，这些中医经典知识使我具有了一定的中医理论功底。另外，父亲每次看完病回家，就会和我讲今天看了什么样的患者，脉是怎么样的；上次看过的患者吃完药后脉又是怎么变化的。等我长大了，父亲出门诊，我就跟着，一方面帮父亲给患者抓药；另一方面跟着他学看病，他摸完患者的脉，我再摸，就这样逐渐掌握了一些脉象的特征，知道这些脉象可能对应的疾病，逐渐地，一些疾病我也能看了。其次，就是在我读大学的时候，很多老师对我的影响都非常大，讲《中医诊断学》课的程绍恩老师，我现在依然记得程老师讲的脏腑辨证内容，讲得特别好，辨证思路清楚，从程老师那里我深刻体会到辨证的重要性，以及对临床疗效的影响有多大，所以，就是现在临床过程中，我依然是注重辨证，反复通过摸脉、望诊、问诊等判断到底是什么证。还有讲《中药学》的邓明鲁老师，每一味中药的性味归经讲得很清楚，还经常带我们去野外认识中药，就这样我的中医中药理论知识不断得到丰富。此外，《中医内科学》的周兴礼老师，无论是从中医角度，还是从西医角度，都讲得特别细致，就是从周老师那里，我知道中医大夫也要知道相关的西医知识，中西医是可以互相启发互相补充的，不能排斥西医，两者都是解决患者病痛的手段，各有各的优势。还有很多老师对我影响也很大，中医就是要不断地跟老师学习，才能传承好发扬好。

第二节　对中医的看法

学生：老师，您对医生这个职业的态度和看法是什么？

老师：医生就是治病救命的，不是谋取利益的，我非常爱这个职业，我也喜欢做一名优秀的中医，我工作40多年了，从公社卫生院，再到长白县医院，又到珲春市中医院，一边当院长一边临床看病，在这个过程中，我又到长春中医药大学附属医院出门诊，周六出一天，周日出一上午，最后调到长春市中医院工作。目前我又到北京中医药大学国医堂和东直门医院国际部出门诊。大家都说这样你太辛苦了，但我感觉我做这个职业做得很幸福，给老百姓治好病，特别有成就感。我父亲、我爷爷当年在当地都是很优秀的中医，经常白天没有时间给人看病，晚上走几十里路去给人看病，从来不图什么报酬，我受长辈影响很大，我经常也配一些药，像治疗动脉硬化、降血脂的药等，做这些药物，连药材都搭进去，分给需要的人吃，从来不收一分钱，尤其我炼的“丹药”治疗梅毒效果不错，我领着学生炼的丹，治好了神经性梅毒的患者，没有收一分钱。所以说，医生就是治病救命的，不应该有其他的想法，这样医生才能得到大家的认可。自己在治疗当中，很享受这个看病的过程，这是当医生最幸福的。

第三节　优秀中医应该具备的素质

学生：请问老师，您认为作为一名优秀的中医，应该具备哪些素质呢？

老师：我认为作为一名优秀的中医，首先讲医德和医术。医德，就是对患者必须得有爱心、有耐心。我经常和同志们说，做人要善良，做医生更得善良。要想办法给老百姓治好病，体贴患者，忠于党的卫生事业。在2020年春节，当时我在北京，省里通知我作为吉林省长春市新冠肺炎专家治疗组组长，我听到以后，大年初二我就马上回到长春市，我本想报名到武汉去，由于年龄大没有去。我始终在想啊，作为一名医生就是要忠于党的卫生事业，要有家国情怀。在党和国家需要我的时候，我要挺身而出。

第二就是讲医术。做医生就应该努力学习。医生需要终身不断地学习。我一生当中有几个阶段，一个是在学校里，学了很多基础知识，再一个就是跟父亲学习，尤其是脉诊方面跟父亲学了很多。自己平时在临床上，又吸取了别的医生的长处。经过反复验证、修改、完善，形成了自己的一系列验方。所以，要不断地提高自己，努力解决疑难病和多发病，提高医术。

最后就是医生的沟通能力。和患者要解释病情，取得患者的信任很重要。有的患者不太了解自己的病情，要和患者解释清楚。因为病痛的折磨使患者常常有急躁、恐惧或者其他的情绪。我们作为医生要遵守自己的职业道德，按照自己的职业道德去做事。同时，医生应该具备法律意识，对患者的隐私应该保密，不应该说的话不能多说，不该做的事不做。

第四节　学习中医分几个阶段

学生： 老师，您学习中医分哪几个阶段？不同阶段的学习方法是什么呢？

老师： 一开始我父亲就是当地一个很有名的中医，他经常在小黑板上教中药、方剂，每天我跟着学，父亲出门诊，我就帮助抓药、煎药、做药丸。逐渐地，跟父亲开始学怎么摸脉。应该说从小有机会跟父亲学习中医，是我一生中最大的幸福。

第二阶段就是上大学，在吉林医科大学中医系正规学习了 3 年，系统学习中医理论，在此期间跟随老师出门诊。有一次，跟程绍恩老师出门诊，我记得有一个病例，这个患者喝水也呛，吃饭也呛。吉大一院准备给他做手术，患者不肯，后来就让程老师看了一下，诊断是梅核气。程老师说这不是王清任说的瘀血瘀到脖子上去了吗？当时我一听，这个瘀血怎么能瘀到脖子上去呢？我问程老师，开什么方比较好呢？程老师说就是血府逐瘀汤啊，我问程老师药开几剂比较合适？程老师说先给他开 3 剂，吃了 3 剂药以后，患者症状明显缓解。患者第二次又来找程老师，程老师说效不更方，再开 3 剂，吃 6 剂药就好了。这是我亲眼看到中医治疗疑难病这么快就见效的病例。还有一个我印象深刻的，就是陈国范老师，陈老师治气管一治一个准儿，只要吃了他的药，没有不见效的，不管你这个气管病有多重。可是那时候我只知道上课，下课就回宿舍自己看看书。如果是现在，不睡觉也要把陈老师这个经验学过来，现在后悔都晚了。再一个就是任继学老师。在病房有个患者，他是通辽的，应该二十四五岁，患者血压测不到了，无论用什么西药升压药都不好使，我记得任老用了三味药，人参、附子和熟地黄。那时候也没有什么其他的条件，用电炉子弄个小铝盆炖上汤药，炖了可能有两个小时，给患者喝进去，大约两三个小时以后这个患者血压开始往上升。所以整个大学阶段让我很受益，更加坚定了我学习中医的信心。

第三个阶段，就是在临床，一边学习，一边看书，自己不断地积累经验。刚开始自己经验不多，遇到疑难病不知道怎么办，就回来看书。看看别人是怎么论述的，自己是怎么想的，别人论述和你想的是否一致，患者吃了有没有效果？经常在临床上这么反复总结，自己根据临床的经验开始拟方。像只用保和汤单纯健胃消食是不够的，有时候比如说打嗝、腹胀、大便干燥、伤食特别重的，单纯的保和汤那几味药是不够的，所以必须得加上通腑的药、理气的药。通腑以后，积滞排出去了，这样效果就更好一些。有一些打嗝的患者，吃一次药就不打嗝了。再有像一些疑难病，比如支气管扩张的咯血，有的患者多方求医无效，后来我自己拟了个方子，一直到现在，用了这么多年都效果非常好。还有比如自发性气胸，我自己感觉用养心益气补肺的办法治疗这种自发性气胸，在临床上效果非常好。这些都是靠自己边临床边学习，不断积累总结提升的。

自己总感觉，医生这个职业，是终身教育，一生都得努力学习。我现在每天都在看书。前段时间有个老朋友，他跟我说，赵院长，您现在都不用看书了，您都熟了，根本就不用学习了，一看什么病，开什么药，就行了，用不着天天看书，费那么大的劲。我说不行，医生是一个终身的职业，终身都在学习，临床还有好多的疑难病需要解决。需要天天看书，天天总结。有时候你一天看的病可能看得不到位，或看得不够全面，那碰上疑难病怎么来解决？所以每天就需要查资料利用别人的长处来弥补自己的不足，努力学习，这是我的一点体会。

第五节　如何更好地应对临床新问题

学生：老师，在临床中您不断吸取其他医家的方子，您是如何筛选的？面对不断遇到的新疾病，您如何应对？

老师：我认为学习中医就是要博采众家之长，无论哪个医家从医多少年，都会有自己的特色和优点，所以我们要吸收他人的优点为自己临床所用。比如，我经常看书，看到一个方子的时候，我要看这个医家是如何考虑的，是通过什么思路组方的，别人的思路和自己的思路是否一致，然后我基本会有自己的判断，这个方子临床是否有效？就这样，我把自己认为有效的方子记下来，在临床中使用，再不断完善，逐渐形成了自己的经验方。比如，治疗气滞血瘀的方子，气滞的药怎么用的，血瘀的药怎么用的，用到多大的量，两者多大的比例，有时候看不懂方子的思路，那就慢慢摸索。也有的方子，我一看就知道临床没有效果，因为方子没有体现针对病证的明确思路。所以，分析组方的思路，常常对我个人有很大启发。再比如过敏性鼻炎，很多医家认为是肺气虚引起的，用玉屏风散加味治疗。但我临床用了本方，很多时候没有效果。后来我看了一些书，再结合患者的情况，我认为是肺表虚加肾气不足，这样辨证就有效果了。所以，一定得和患者的病机对上，才能有效。再比如，产后关节痛，一般都考虑是风湿风寒导致，但临床这么治疗没有效果。很多时候是肾气虚或肾阴虚导致，我用六味地黄汤加杜仲、牛膝效果很好；还有就是产后气血不足的也会关节痛，用黄芪桂枝五物汤有效。再有像肩周炎，都以为是风寒湿导致，按摩牵拉治疗效果也一般，而我用补气血的方法有效。所以，诊断用药思路很重要。怎么能有好的思路，那就是传承，多看别人的书，开拓自己的思路，才能更好地应对临床新问题。

第六节　对医患关系的思考

学生：请问老师您对医患关系的看法以及其对临床疗效的影响是什么？

老师：我认为，看病的时候，就是一心想着怎么给患者看好病，其他什么都不要想。只要医生真心实意为患者看病，患者就会相信你，相信才能有疗效。我当时在农村当医生，即使这次没有给患者治好病，患者吃完药依然来找我，告诉我吃完药怎么样了，出现了啥情况，没治好，心里很惭愧，我就看书、总结经验，想办法给患者治好，治好了我就记住了，下次遇到这种情况就知道怎么治疗了。就这样患者不断给我反馈，使我经验越来越多。所以，患者的信任很重要。

第七节 对经典的认识

老师：经典很重要，比如《伤寒论》《金匮要略》《医宗金鉴》等，组方简练，方子有效。临床中我很大一部分用的就是经典中的方子。比如大七气汤、小柴胡汤和大青龙汤，临床见效快，经常一剂药见效。目前看得比较多的是《医宗金鉴》，尤其是杂病篇，里面的方子经常用。

第八节 关于梦想

学生：老师，到目前为止，您实现了什么梦想？您还有什么梦想吗？

老师：我非常热爱我的本职工作，我喜欢中医，也是真正成了一名中医，这不光是我个人的梦想，也是我们家祖祖辈辈的梦想，我从吉林省名中医，到现在的全国名中医，将来我还想努力成为国医大师。在临床上治疗更多的疑难病和多发病，给患者带来更多的幸福；另外，我最大的梦想就是把我的学术思想和我的医疗水平发扬光大，传给后人。

我从长白到珲春，最后到长春，虽然我在长白县和珲春市没有办班，但是我始终带学生，我带出的学生现在在当地都很有名气，门诊量很大，我到长春以后，在吉林省中医管理局和长春市卫生局的支持下，至今为止我已经举办了4期名老中医经验传承班，我真心实意地想把我们全家的、祖祖辈辈的医术和医疗经验都教给我的学生，让更多的青年医生迅速成长，让更多的百姓获得健康。

别人都说做医生很辛苦，但我感觉做医生很幸福。我在长春市中医院患者多，长春中医药大学附属医院患者更多，到北京患者也非常多，2 周的号都挂的满满的，所以我感觉，得到患者的认可我非常高兴，我还要继续多学习，吸取别人的优点，来弥补自己的不足，带更多的学生，把自己一生所学传承下去，虽然赵继福将来有一天没有了，但是赵继福的学术思想、学术经验可以继续传承发扬，世世代代留在人间，让更多的患者受益。

第五章　辨证特色

第一节　脉象能确定什么

学生： 老师，很多人认为中医摸脉就知道是啥病，是不可思议的事情，甚至认为不可信，但在跟您临床的时候发现，您摸脉就知道这个人血压高，或者脑梗了，或者子宫肌瘤，或者阑尾炎等。尤其是有一次，一个年轻的男患者，您摸脉告诉他肝功能不正常，应该是相关指标高了，患者无论如何都不相信，结果一化验真的高了，高出 3 倍以上，请问以脉诊病您是怎么判断的呢？

老师： 这个摸脉确实能定病，不是说摸脉只能辨证。你看我在临床上，很多患者，我摸脉就知道患者可能脑出血或者脑梗死了，去年那个男患者，我摸脉后告诉他可能要脑出血，他不信，很生气，让他做个头部核磁，患者不同意。结果晚上自己不放心，到底去医大一院做了头部核磁，真的脑出血了，就是出血的量不多。第二天患者就找我，医大一院让住院但患者不同意，一定要找我看，住在我们医院。这就说，摸脉很重要，大家必须在临床上慢慢体会，跟着我摸脉，我摸一个告诉大家，大家记住，就得这样一点点学习。以前我父亲出门诊的时候，医疗条件有限，主要就是靠摸脉，靠望诊问诊这些。所以，每一个病都有特征的脉象，摸脉时候，我主要就是从浮、中、沉三个方面去体会，体会脉象的软硬、快慢、有力无力、特殊性等等这些。比如，子宫肌瘤，你一摸，脉就是那种越摸越沉的感觉，按照我们教材的脉象说就是脉沉细涩，一般就是有子宫肌瘤。右手关部沉取滑实脉，就可能是阑尾炎。当我们摸到这些特征脉象的时候，同时结合一下问诊或切诊，就可以诊断了，这样有助于我们更早、更有针对性地进行诊断。这些，大家还得在临床上用心体会，多跟诊。摸脉就是能诊断病的，摸不出来还是我们功夫不够。

学生：老师，临床上患者来就诊没有说自己来看什么病，您摸脉就问你咳嗽几天啦？请问这个咳嗽的脉怎么体会呢？这个咳嗽的脉和感冒的脉有什么区别？

老师：先讲一下咳嗽，咳嗽分内伤咳嗽和外感咳嗽，这个我们上大学的时候就学过了，也很熟悉其中的用药方剂。外感咳嗽中，风寒咳嗽的脉为浮脉或者浮紧脉；风热咳嗽的脉为浮数或者浮滑脉。内伤咳嗽中，痰湿蕴肺咳嗽的脉为濡滑；痰热郁肺咳嗽的脉为滑数；肝火犯肺咳嗽的脉为弦数；肺阴亏虚咳嗽的脉为细数。如果是外感的咳嗽和感冒在脉象上没有区别，外感表证的脉是浮脉，表寒证为浮紧、表热证为浮数脉。咳嗽的脉和感冒的脉在有表证的时候脉象是一样的。

学生：老师，有些患者您在摸脉以后就问患者是否胃痛，患者往往会说就是来看胃病的，您是怎样判断的？脉象上有哪些表现呢？

老师：胃脘痛有几个分型，比如脉弦而有力的，它属于气滞型，这个在治疗上应用气滞伤食方或柴胡疏肝散；还有一种是脉沉弱无力，它属于里证，属于寒证，方用附子理中汤；还有一种类型是脉弦，但较轻微，它属于气滞兼有肝郁，还有虚，这时候要用糜烂性胃炎方，这个脉要常摸，多摸，摸多了就有体会了，就知道患者是否有胃痛，该用什么方子了。

第二节　望诊对辨证的作用有多大呢

学生：“望而知之谓之神”，老师，您认为单纯用望诊能诊治疾病吗？

老师： 望而知之者，最著名的当属扁鹊了，一看就知道疾病的部位、深浅，像神人一样，其实是看病比较多、经验丰富罢了。我在珲春市中医院出诊时，患者特别多，有一个患者双眼鼓鼓着，在我面前一坐，我就说他的疾病是哮喘，起于遗传，一般父母或爷爷、奶奶等近亲属患有该疾病，遗传而来，10 岁之前治疗好了，终身不犯，否则留下病根则很难根治。患者及周围的学生一听，都以为我是神，怎么一看就知道了，其实这个就是主要靠望诊，判断是肺气上逆所致。例如今天看的患者，面色㿠白，你就知道他是气血不足；面红，就是肝阳上亢，所以望诊很重要，仅次于脉诊。对于年轻的医生或者复杂的疾病，是必须四诊合参的，往往不能单纯凭借一个诊法就诊断，需要结合问诊，相互印证才行，不要草率，生命宝贵，谨慎辨证，不能乱用药。

第三节　临证时大脑空白怎么办

学生： 老师，我在临床上有时候看病的时候，一手摸着脉，头脑里除了感觉脉跳，其他什么信息也没有，这个时候该怎么办？

老师： 这个问题有时候我也有，大家都一样，这个时候可以进行问诊，看看患者有哪些症状？这些症状和脉象是否有契合的方面，是否相符？来推测脉象摸的是否正确。如果不相符合，再反复问诊，反复摸脉，判断脉象是对的，还是患者自诉的症状是对的，并以此为切入点进行辨证。另外，摸脉一定要用心去揣摩、体会，很多时候，我一摸脉脑海中就出现了是什么证，这样诊治的思路就有了，方药也随之就出来了。比如，我们临床最多见的高血压患者，一摸脉，脉象表现为典型的弦硬有力，那就需要用活血化瘀的药来降血压；脉象表现为缓慢无力的，一般就是心气不足，就是生脉散加味；脉沉细无力的，一定是病位在里，具体再判断在里的病位，此时需要结合患者的症状进行判断，是在脾胃、心肺或者肾等；脉是浮的，多是表病，进一步判断寒热。在摸脉时，先轻取，再中取、沉取，不要开始就沉取，导致力量过大，脉一下就体会不到了，或者使脉象发生了改变，难以体会到真实的脉象。总之，脉象非常关键，因为有时候患者主诉的症状并不是最真实的，而脉象往往是真实反映病理本质的，所以，我们一定重视脉象的诊断作用，临床应该用心去体会。咱们这些学员中，已经有同学在摸脉这方面很不错了，都是跟诊时间比较长的，就是临床多跟诊多学习。

第四节　异病同治的临床运用

学生：老师，您是怎么理解“异病同治”的？

老师：所谓“异病同治”是指“病”不同，却有相似的病机和证，故采取“同”治之法。如《素问·至真要大论》言因火而致病者有五：可为热瞀瘛，可为禁鼓栗，可为躁狂越，可为逆冲上，可为病胕肿疼酸惊骇，然其病因，皆属于火，均可以清热泻火之法治之。又以《伤寒论》中白虎汤证为例，既治阳明病本证，又治三阳合病，邪热偏重于阳明证，并治阳毒发斑，均能获效。

“异病同治”其内涵是疾病不同，但病机、证、治法相同。如《金匮要略》记载的风水与风湿，是两种不同的疾病，风水在表，以面目肿，按手足下陷而不起为特征；风湿在表是以关节疼痛为特征，因同属表虚，病机一致，故同用一方，补卫固表，利水除湿。同一病机所致症状，经治疗后症状好转，不是“异病同治”，一定要理解好“异病同治”的本质，面对复杂多变的临床病证，只有抓住疾病的本质，辨证地运用“异病同治”这一法则，才能最终达到治病救人的目的。

学生：老师，您治疗心脑血管疾病，多用活血祛瘀理气法，您运用此法的基本要点是什么？指征是什么？

老师：老年心脑血管疾病大都伴有血脉瘀滞之征象。瘀血是在疾病过程中形成的病理产物，又成为某些疾病的致病因素。临床常现疼痛、瘀斑、肿块、出血、肌肤甲错等症状。老年心血管疾病都与血瘀相关，气虚血瘀、气滞血瘀等，多以活血祛瘀为主，在此基础上加减治疗。如血府逐瘀汤治疗梅核气、吞咽困难；脑出血后亦可应用活血祛瘀通腑治疗；治疗心肌梗死必须应用活血祛瘀法才能有效。还可应用此法治疗崩漏、痛经、动脉硬化闭塞症等疾病。

不仅实证可见瘀证，虚证也往往可以出现瘀证。久病耗伤正气，轻则气虚，因气为血帅，气虚则推动血液运行之力减弱，可致血瘀，甚者阳衰，阴寒内生，血脉不温则血行涩滞；或阴血亏虚，血脉不充，血行不畅，也能导致血瘀。由于气血运行无处不到，故人身各处，举凡脏腑经络、头面胸腹、四肢均有发生血瘀的可能，一旦瘀血产生，停于体内，就可以引起一系列病理变化。故此法临床应用是最广泛的，不只是应用于心脑血管疾病，只要是有血瘀征象，就可应用活血祛瘀法，也体现了“异病同治”原理。基本的指征，我主要还是依靠脉象，脉表现为弦硬之象的，沉取更明显，一般都会用活血化瘀法。

第五节　相似脉象的临床鉴别

学生：老师，里热、里寒、血瘀脉象在临床上，我个人体会就是沉，具体应该怎么区别？

老师：里热、里寒、血瘀都是里病，里病脉象一般都沉。沉数的脉基本都是里热为主，临床表现有心烦、口干等症状。里寒的脉很沉弱，有摸不到底的感觉，临床多会出现乏力、气短、畏寒等症状。血瘀的脉象更为复杂，有气虚血瘀、气滞血瘀、血瘀证之分。气虚血瘀的脉象就特别细无力而弦。郁热脉象是脉洪大而弦。每种血瘀的弦象都不一样，在临床要细细体会。

学生：老师，有的患者您一摸脉就知道他患有动脉硬化证，您告诉我们多摸，记住这个脉，我能感觉到这个脉很弦。有的患者一摸脉您就知道是肝郁气滞证，我感觉这个脉象也是弦。您能讲讲肝郁气滞方与动脉硬化闭塞症方在脉象上怎样区分吗？

老师：肝郁气滞方的脉象与动脉硬化闭塞症方脉象是相似的，二者相辅相成，既有肝郁又有气滞，肝郁气滞方的脉象里不一定都有动脉硬化闭塞症方的脉象，但动脉硬化闭塞症方的脉象里一定有肝郁气滞脉象，以弦为主。气滞伤食方的脉也有一点弦象，摸脉时应该深深体会。动脉硬化闭塞症方的脉特别硬、特别弦，大部分这样的患者有气滞血瘀引起的临床症状。一般给这样的患者开处方时我都配以气滞伤食方，加强其疏肝理气之功，助活血化瘀之力。肝郁气滞方脉象硬度要比动脉硬化闭塞症方的脉硬度弱些。

学生：老师，我在跟诊的时候经常看您一摸脉就诊断出患者是哪方面的疾病，但是有些患者可能是患病时间长，陈述出来一大堆的症状，这个时候给我的感觉是无从下手，而您就能很从容地就把这个患者治疗好，请问您在治疗这类患者时，是以脉诊为主要依据，还是以患者陈述的症状为主要依据？这个度怎么掌握？

老师：在临床当中有的患者会说很多的症状，但是你要把脉象和他的症状相结合起来，看看他的主要临床症状能不能和脉象相吻合，这个是最关键的。比如说一个滑实的脉象，患者还有腹痛，这个就是一个慢性阑尾炎的特点，脉象与患者表述相符合，这个病的诊断就成立了。但有的时候患者陈述的过多很杂乱，就不容易抓住主要症状，这个时候就要好好摸摸脉，掌握致病的要点和根源，这个时候就要以脉诊为主了。还有的患者第一次就诊的主要症状，经过治疗改善很多，所以在复诊的时候他又感觉别的症状很重。这个时候你很容易跟着患者的思路走，去转变治疗思路。其实这个时候患者最开始的主要病证还没有达到痊愈，这个时候就要以脉象为主，并且一定仔细听和分析患者说的问题，判断好主要病证是缓解还是好转了。比如前一段时间还是夏天，有个患者穿着棉裤来就诊。虽然是夏天，她还会感觉下肢冷，我摸脉后判断内热较盛，就给他开了一个热痹的方子，服药后效果特别好。如果是按照患者陈述的很冷，然后用温热药来治疗那就会越治越重，所以临床上我们还是要将脉象和症状相结合。

第六节　麻木症状临床如何辨析

学生：老师，麻木这个症状，临床发生得比较多，我感觉是虚证多，可有时候我用补益药治疗患者却没有什么效果，请问老师问题出在哪里呢？

老师：中医认为麻木常由气血俱虚，经脉失于濡养所致。我在临床实践中发现，采用补气养血、濡养经脉的方法治疗并不满意，反而常以温通血脉的方获得很好的疗效。就如我在治疗下肢静脉血栓或下肢动脉闭塞症时，患者下肢常表现为麻木，或伴有疼痛，或下肢凉，或皮色紫暗。我常以桂枝茯苓汤加味治之，具体药物包括桂枝 15g，茯苓 50g，丹参 50g，赤芍 15g，桃仁 15g，当归 20g，黄芪 100g，忍冬藤 50g，丝瓜络 15g，香附 15g，鸡血藤 50g，三七粉 10g（冲）。方中应用桂枝、茯苓温阳渗湿通络，重用清热解毒的忍冬藤、牡丹皮，少加三七活血，同时加大黄、黄连、半夏、枳实通腑排毒，一味丹参功同四物，赤芍、桃仁、鸡血藤、丝瓜络诸药合用，温通血脉，能迅速减轻肢体麻木、疼痛等相关不适症状。所以，大家在治疗麻木时，要知道这一点。

第六章　治疗特色

第一节　人参的临床运用

学生： 老师，在您常用的一个方子里面，有个糜烂性胃炎方，方中人参和莱菔子一起用，我要是这么开，药房就会让我盖章，我就很紧张，请问这两味药在一起用，会有什么问题吗？

老师： 我也听说过，说人参和莱菔子不能一起用，但我父亲和我爷爷都这么用过，为此我也查了一些资料。莱菔子功效是消食化积，降气化痰，而人参是大补元气的，有人认为莱菔子可能会抵消人参的补气作用，所以不能一起用。其实临床我体会不是这样的，中药是有归经的，所以药物各走一经，并不是像人们所说的那样相互抵消。需要补气就用人参，若患者还有腹胀需要消食行气的，可以同时使用莱菔子。比如，临床中木香也是理气的，和人参同用的香砂六君子汤临床运用多年，也是没有问题的。

学生： 临床上遇到有湿热证的患者，可以用人参、黄芪等补气药吗？用后会不会加重湿热症状？

老师： 是这样的，在临床上比如胃肠疾病，有的人湿热重，我们使用整肠散合利湿散治疗，就不可以用人参、黄芪；比如有湿热又有虚寒的患者，我们用脾胃虚寒胃肠湿热方就需要用人参、黄芪等补气的药；升阳益胃汤中既有清热化湿的药，又有补气的人参，这个方剂特别的好，针对的病机是清阳不升、浊阴不降，当脾阳不足，运化功能减弱，不能腐熟水谷精微，反而聚湿生痰，阻滞中焦运化，就会形成清阳不升，浊阴不降的情况。清阳不升进而眩晕，浊阴不降则排便不净，这时候就是升阳益胃汤证。因此，会不会加重湿热，关键看有没有脾虚的情况。

学生：人参在处方中常用，很多患者担心上火，那方中用什么药来平衡其热性呢?

老师：元气是人体最根本之气，人参能大补元气，故有挽救虚脱的功效，并且人参对血压是有双向调节功能的。人参性味归经：甘，微苦，微温。归脾，肺经，功效大补元气，补脾益肺，生津止渴，安神增智。用于气虚欲脱，脾气不足，肺气亏虚，津伤口渴，消渴，心神不安，失眠多梦，惊悸健忘等，只要是元气不足的，用之均可。很多人担心人参上火，一个关键的原因是可能患者不虚，这种情况用人参肯定会上火，因为它是甘温的，关键是辨证准确。比如，湿热证的患者用人参就会上火。

学生：老师，对于中医诊断眩晕，西医诊断高血压的患者，有一部分您把他们定性为虚性高血压，用虚性高血压方治疗效果很好，我看您的处方里用了人参和鹿角胶，请问您这两味药会不会使血压升高?用药的妙处在哪里?

老师：虚性高血压方，是以左归饮加减组成的。为什么用人参呢?临床上你会发现患者的脉特别沉，用人参有升脉的作用。这个患者既有气虚又有阴虚，虚性高血压就是气阴两虚以阴虚为主的一类病证。脉是沉细无力的，还有口干、眼睛干涩、肢体麻木等症状。人参、鹿角胶都能起到平衡阴阳的作用，血压高了能降，血压低了能升。精气充盈，自然就没有头晕了。虚性高血压的患者主要表现为头晕，乏力，包括心肌缺血及短暂性脑供血不足。这个用药妙处主要是根据脉象，这个脉是特别的沉细无力。不常摸脉的一般体会不到是一个高血压的脉象，所以临床上要多摸典型的脉。

第二节　每味药的药量如何确定

学生：临床上看病不仅要对证，而且药也要用好，方能药到病除。老师，我看您很多时候用药量比较小，现在有人认为种植的药材药效会差一些，用药的时候需要加大剂量才能有效果？请问您这么多年在临床上，对过去和现在的中药有什么看法？用量上区别大不大？

老师：过去的药和现在的药区别是很大的。但是现在都以药典为标准，在没有把握情况下尽量不要超量用药。用药量的多少主要看病证，多用一点和少用一点绝对是不一样的。比如人参，脉象上有热就要少用一点，脉象比较虚就得多用一点。如果患者有热象，你多用一点，患者就出现热证了，像咽干口干之类的表现。有的患者你用药是对的，但达不到药量，也没有临床效果。比如用麻黄，在它起解表发汗作用的时候，你用药量不够，汗发不出来，表证不解则发热、咳喘的症状就不缓解。再比如说用大黄也是一样的，如你想用它发挥泻下的作用，不管你用多少克，你要观察患者一天排便几次，如果说没有腹泻，那临床上脑卒中患者的颅压就不会降，脑卒中恢复的就慢，所以大黄的用量在这时候就必须要达到通腑泄浊的目的才能发挥药效。

第三节　麦芽 100g 的作用是什么

学生：丹栀逍遥散加减方里麦芽用量达到 100g，是为了什么？

老师：虽然从常规来看，麦芽甘，平，归脾、胃、肝经，功效为消食和中、回乳。本品又能疏肝，如遇肝郁气滞和脾胃不和之证，可作为辅助药，大剂量的麦芽有去郁通乳的作用，治疗乳房胀痛，如果患者有肝郁，可化瘀行滞。这个药物用到100g是有故事的，还是在上大学时候，我跟随老师出诊，一个女患者来找我老师看病，就是肝郁气滞证，老师开了丹栀逍遥散，结果看完了，患者下次没来找我，而是找另外一个大夫看了，后来患者就一直找那个大夫看病，看好了，我老师想知道怎么回事呢？结果发现，就是在原方上加了100g的麦芽，这才知道麦芽疏肝很好的，从此我也这么用，发现疏肝效果确实不错，所以，这个经验是这么来的。

第四节　如何理解中病即止

学生：老师，有的患者吃两周药您就说可以停药了，有患者吃两个月您说可以停药了。患者病情好转，一般到什么时候或者什么标准可以停药？

老师：每个患者的情况不一样，得具体问题具体分析，需要你多跟诊慢慢体会。患者治愈不光看脉象从容和缓，还要与症状相结合，当然脉象还是相对重要的，就是原来的病脉消除，结合症状消失，一般可以考虑停药。

第五节　每个方的药味数有讲究吗

学生：老师，我看您在临床上大方可能二十几味药，小方可能才5味药，请问在每个方中，药的味数有讲究吗？

老师：正常药味数是有讲究的，我一般用药不超过12味，以9味药居多，但随着病情的复杂程度，就逐渐增多了，效果也不错。有的医生开方药味数相对固定，比如16味、11味等，这也和个人习惯有关。一般来讲，没有固定的要求，还是根据病情需要来确定药味数。具体想要探究药味数以及如何组方，可参考《黄帝内经》，大家可自行反复诵读，慢慢体会其中深意。经曰："君一臣二，奇之制也；君二臣四，偶之制也；君二臣三，奇之制也；

君三臣六，偶之制也………”

第六节　合方用药的根据是什么

学生： 辨证时，根据患者症状可以判断兼夹多个证型，老师您觉得单方效果好，还是合方效果好？

老师： 我一般都是选一个主要证型，然后根据其他兼证少加几味药即可。我在临床上一再强调，要抓住患者的主要矛盾，知道主要矛盾是什么，然后针对主要矛盾进行辨证论治，往往主病治好了，其他疾病也不需特殊治疗，就迎刃而解了。并且，辨证准确后要选用自己认为最合适的方药，不要把自己想到的适应该证型的方剂都用上，方子混合后产生的作用还是不太确切，而且如果疗效不好，下次就诊也许就没有办法了，这样做也是为自己临床积累经验。

第七节　早晚一个方，中午一个方的使用依据是什么

学生： 您开方用药的创新点是早晚一个方，中午一个方，这样用的体会能讲讲吗？为什么不两个方合到一起？比如早晚用动脉硬化闭塞症方，中午使用气滞伤食方，为什么不使用动脉硬化闭塞症方加疏肝理气、健胃消食的药？

老师： 关于两个方的问题，我有时也加到一起使用，但如果是这两个病或证都很典型的时候，就早晚使用一个方，中午使用另一个方；如果其中一个病或证不典型就可以在主方后加对症的药即可。

学生： 早晚用的方药和中午用的方药是不是也得考虑两个方药之间的相反、相克呢？

老师： 这个一定得考虑到，相反、相克的药不能用。

第八节　相似方剂的运用区别

学生：老师益气养阴通脉方，您在临床中应用得特别广泛。有时加肾虚血瘀药，有时加血瘀药而不加肾虚药，您能说说什么时候加肾虚药，什么时候加血瘀药，在脉象上又要如何把握呢？

老师：临床上益气养阴通脉方使用确实非常广泛。用于治疗既有气虚又有血瘀的病证，诸如心悸、胸痹、脑中风以及眩晕等，患者有肾虚时，往往腰膝酸软，疲乏无力，憋不住尿，这时脉往往弦但弦的不重，这时候加用补肾的药，如淫羊藿、山茱萸、生地黄、柏子仁等，用药要灵活，如果患者有腹泻，往往要去掉生地黄，如果脉有结代，往往要加上桂枝和苦参，如果血瘀重，比如患者口唇发绀，舌青紫，脉弦紧，一派血瘀征象，这时要加祛瘀药水蛭、当归或土鳖虫。通过辨证来看是加肾虚药还是加血瘀药，或者肾虚药血瘀药都加。临床运用广泛，疗效显著。

学生：血府逐瘀汤与化瘀清散汤在功效主治上有何区别？

老师：两方均是治疗血瘀证的良方。血府逐瘀汤具有活血祛瘀、行气止痛之功效。而化瘀清散汤具有活血祛瘀、清热散结之功效。临床运用时应注意的是患者因气滞导致血瘀时应用血府逐瘀汤效果较好。而患者因郁热内结导致血瘀时则采用化瘀清散汤治疗。

学生：您的慢性肾炎 1 号方和慢性肾炎 2 号方在治疗肾炎上有何区别？

老师：慢性肾炎 1 号方对于急、慢性肾炎均可应用，治疗原则是补脾肾祛瘀，是肾炎的常用方，效果显著，它是在六味地黄汤基础上，加上补肾及活血化瘀的药物组成的，如有怕冷还可加炮附子。慢性肾炎 2 号方是肾炎进入慢性期，血压常不稳定时应用，此方是在补阳还五汤基础上加减而成，这个方剂的主要作用是补气活血通络，久病后正气亏虚，气不能行血，导致血行瘀滞，脉络瘀阻，方中重用黄芪补气，当归活血通络而不伤血，配伍赤芍、川芎、桃仁和红花活血祛瘀，方中还加了一些消食宽中健脾祛湿的药物，血压升高时还加了葛根、丹参和地龙通经活络降压，上述诸药共同作用，达到补肝益肾、调和气血、运行周身的作用。慢性肾炎 1 号方组成有人参 10g，熟地黄 20g，炒山药 20g，黄芪 25g，杜仲炭 10g，桑寄生 15g，巴戟天 15g，山茱萸 15g，车前子 15g，益母草 15g，牡丹皮 10g，泽泻 10g，肉桂 10g，丹参 15g。慢性肾炎 2 号方组成为黄芪 25g，赤芍 25g，桑寄生 30g，鸡内金 15g，当归 15g，川芎 15g，苍术 15g，地龙 15g，桃仁 6g，红花 6g，大枣 6g。

学生：对于胃脘痛的患者，老师常用气滞伤食方或柴胡疏肝散方，两者的区别是什么？临床上如何选择？

老师：胃脘痛虽病变在胃，但与肝、脾关系密切。对于有肝气郁滞，横逆犯胃而出现胃脘胁肋部疼痛，反酸或嗳气打嗝的患者，我常用气滞伤食方或柴胡疏肝散。但气滞伤食方多用于气滞胃部，肝郁不是特别重，以气滞为主者，三大症状特点是饿的时候痛、生气的时候痛、吃多了疼痛，只要有这三大症状，脉见弦细的患者，都可应用。柴胡疏肝散主要治疗肝气犯胃，症状可见两胁胀痛，打嗝，反酸，但以两胁胀痛、反酸为主，这是鉴别的重点。脉象上的区别是气滞伤食方的弦象比较重。

学生：现在来就诊的汗证患者越来越多，老师常用当归六黄汤和补肾地黄汤来治疗，它们的区别在哪里？

老师：当归六黄汤和补肾地黄汤都是治疗阴虚火旺型汗证的方子。阴虚火旺型汗证以盗汗居多，以虚热为多见，但如果患者伴有气虚或阳虚，亦可见自汗。尤其是中老年女性患者，多为气阴两虚，故自汗、盗汗均可出现。当归六黄汤，出自《兰室秘藏》，具有清虚热、滋阴泻火、固表止汗之功效。书中把它列为主治阴虚火旺所致的盗汗。但在临床应用中我发现当归六黄汤治疗偏实热的汗证患者，既有虚热，又有实热，因体内有热，热迫津液妄行而出现汗证，对于治疗这样的患者效果更佳。患者症状是以发热汗出，面赤心烦，口干唇燥，大便干结，小便黄赤，舌红苔黄，脉数为特点。补肾地黄汤，出自《陈素庵妇科补解》，具有滋肾养血、壮水制火之功效；主治阴虚盗汗，主要是治疗以虚热，骨蒸潮热引发的汗证；此类患者的脉极细数，多伴有失眠、皮肤干燥、口舌干裂、阴道干涩等症状。

学生：对于更年期综合征的患者，老师您常用麦味地黄汤加味和补肾地黄汤治疗，二者如何区别应用？

老师：女性更年期综合征症状多，可见发热，汗出，心烦，失眠，多梦，烦躁，手足心烦热，头晕，头痛身热，口干，腰酸背痛，大便干燥，小便频数，血压有时不稳定。个别患者出现身体酸痛，头晕，浮肿，高血压等症状。心电图检查显示心肌缺血。有时按照心脏病、水肿等病治疗，难以收到满意疗效，而按照更年期综合征治疗效果甚佳。其中，麦味地黄汤主要治疗更年期综合征肾阴虚、虚热外浮型。麦味地黄汤主治的症状比较多，可见发热，出汗，失眠多梦，焦虑，心中委屈，头晕，关节酸痛，腰痛，浮肿等。补肾地黄汤治疗单纯肾阴虚证，肾阴不足，没有虚热浮于外者，此类患者多为月经量少或闭经，女性激素分泌不足。我在临床上用补肾地黄汤很少加减，但用麦味地黄汤就经常加减。如热盛者，在麦味地黄汤基础上加知母、黄柏；心阳亢、肝阳亢者加柴胡、菊花、钩藤，柴胡的用量，脉急时用大量，不急时量小些；心悸、心里委屈加百合；口气重，腹胀，加生石膏。只有腹胀，加保和汤或先吃保和汤再用麦味地黄汤。简单来分辨应用，一般50岁左右更年期综合征患者，用麦味地黄汤；老年人70岁以上的，以干燥为主，皮肤干，口干，阴道干，没有性功能的，用补肾地黄汤。尤其是补肾地黄汤有龟甲，滋阴潜阳，养血益肾力量更大些。

第七章　疾病认识

第一节　便秘反复发作怎么办

学生：很多患者有长期顽固性便秘，有一种便秘，从小就有，吃药就正常，不吃就便秘，又或是吃点核桃也能缓解，但不吃就依旧便秘，请问老师，对这个问题怎么看？

老师：这种是阴虚，大肠阴液不足导致的。增液承气汤也好，五仁汤也好，都是治疗大肠及全身阴液不足引起的便秘。临床上，习惯性便秘患者，舌苔光亮，阴虚的特别重，兼有饥饿，但还吃不下饭的，我常用叶氏养胃汤。开了方子，吃了就好了，大便也好了，胃也好了。便秘，以及口腔溃疡，都跟胃阴不足有关，年龄大的患者，养阴是非常重要的。

第二节　血热崩漏的停药指征是什么

学生：月经淋漓不尽的，服用清热固经汤后停药的指征是什么？为了防止反复是否需要连续使用几个月经周期？

老师：清热固经汤主要是治疗血热崩漏的，功效是清血分之热，停药的指征是血分热清除，应在热清的彻底的时候再停用，否则治疗不彻底。一般血热清除就可以，要从脉象上判断，而不是看几个月经周期，可能2周就血热清除了，那下次月经之前，就不需要再次服药了。一般不容易反复，只有因郁导致的月经病会容易出现反弹。

第三节　肾炎的临床治疗体会

学生：老师，慢性肾炎是临床常见病，您在治疗这类病的时候有什么特殊经验吗？

老师：慢性肾炎属于临床上的疑难杂症，本身这个病就非常顽固，我接手的患者大多数是在各西医院治疗了很长时间没有效果的患者，或者已被告知需要透析的患者，我在临床上发现这类患者，主要的致病因素是血瘀，同时夹杂气血不足之证，故在治疗本病时要特别注意到瘀毒的祛除。

学生：老师，您在临床上诊治慢性肾炎患者的主要辨证原则是什么？

老师：慢性肾炎患者一般病程日久，久病致虚，所以辨病的重点首先是辨别在气在血，调气还是调血，另外活血化瘀应该贯穿在整个治疗周期中。

学生：老师，您自拟的益气活血肾炎方是有什么特殊思路吗？在今后的临床工作中，我们在用本方的时候需要注意什么吗？

老师：益气活血肾炎方是效仿补阳还五汤理念，补气活血通络。西医认为慢性肾炎与肾动脉硬化关系密切，中医认为该病本虚为本，血瘀为标。慢性肾炎患者一般病程较长，患者早期症状不明显，一旦出现症状，病情均比较重。久病耗气伤血，气虚不能推动血的运行，产生血瘀，血瘀停留在体内，阻塞经脉。血不能载运和滋养气，使五脏六腑相互依存、相互联系的气不能正常运转，气的运行就会发生障碍，而气虚气滞又会进一步加重血瘀，形成恶性循环。因此，该患治疗的根本是益气活血，且需侧重补气。方中黄芪为君药，大补中气，使气旺则血行，祛瘀不伤正；当归、益母草、丹参补血活血，化瘀不伤血，为臣药。地龙性善走窜，长于通络，与黄芪相配，增强补气通络之效，川芎、赤芍、桃仁、红花、桂枝助当归活血化瘀以治标，共为佐药，许多肾炎患者多数涉及患者消化不好，脾胃功能差，代谢有问题，故佐苍术、鸡内金化湿醒脾调胃，泄腑降浊为使药。本病病位在肾，加杜仲、桑寄生以补肾虚。诸药合用，共奏益气活血、通腑降浊之效。

学生：老师，在临床上我们见过很多肾炎患者，但是每次您选用的方剂都不同，我们应该如何区分呢？肾炎患者的脉象都有什么特征呢？一般都分为哪几种证型呢？

老师：我在临床上治疗的肾炎患者很多，效果都特别好，特别是降尿蛋白方面。有一个患者，吃了 14 天中药，尿蛋白就从（+++）降到（+），效果还是很好的。肾炎这个病很容易发展成尿毒症。肾炎患者的脉多数以虚证脉象居多，以沉细无力为主。如果有血尿、蛋白尿，也可以见到细数脉，以脉沉弱无力为主。有的患者也有内热的情况，可以体会到沉弱无力，并且能体会到数脉。肾炎的患者一般最常见的证型是脾肾阳虚型、阳虚水泛型、虚火损络型。脾肾阳虚者面色浮黄或白，晨起眼睑浮肿，神疲肢倦，纳少，腹胀便溏，下肢浮肿，按之凹陷。舌脉表现为舌淡苔白润，有齿印，脉细弱。本型多见于慢性肾炎早期，此时肾功能大多正常。阳虚水泛者面色㿠白，浮肿明显或腹胀如鼓，畏寒肢冷，腰脊酸痛，神疲，纳呆，尿少便溏，或遗精、阳痿、早泄，或月经失调。此时舌脉表现为舌质胖嫩，有齿印，苔白滑，脉沉迟无力。虚火损络型是因肝肾阴虚而成，可见目睛干涩，视物模糊，头晕耳鸣，五心烦热，口干咽燥，腰酸腿软，遗精，或女子月经不调，肢体轻度浮肿，舌红少苔，脉弦细或细数。本型多伴高血压或为长期服激素者。大家在临证时要把握好舌苔、脉象，仔细辨证。

第四节　阑尾炎的治疗

学生：老师，您的红藤汤治疗阑尾炎效果非常好，每次遇到阑尾炎的患者常常几剂药就好了，这个方子是怎样拟成的呢？

老师：阑尾炎中医归属肠痈范畴，本病多由进食厚味、恣食生冷和暴饮暴食等因素，以致脾胃受损，胃肠传化功能不利，气机壅塞而成。清代杨栗山《寒温条辨》所记载红藤治疗肠痈。红藤即省藤，性味苦平，为清凉之品。红藤汤方中加入紫花地丁、蒲公英、连翘之品后清热解毒疗效显著，加入乳香、没药以破瘀散结，可使症状迅速得到缓解，从西医角度讲能促进炎症的吸收。我认为痈已成，清热解毒虽能起到一定疗效，但一定要加入乳香、没药这类化瘀的药，才能使已成之痈得散，起到通里攻下，解毒除瘀的作用。这个方子不仅见效快，急性期症状缓解后，调整方子再继续服一段时间，基本上不复发。不仅能为患者减轻痛苦，还能减少其经济负担。希望这么好的方子，大家能用好，我一个人能医治的患者有限，大家学会了怎么用就能医治更多的患者。

第五节　血管堵了能再通吗

学生：老师，动脉硬化闭塞症在西医属于难治性疾病，您用中药能使狭窄或者闭塞的血管再通吗？

老师：这个病确实属于难治性疾病。这样的患者很多，可以用中药治疗，我经常应用桂枝茯苓汤加减治疗这个疾病，效果就很好。在这个方子的基础上，我加减用药，形成了动脉硬化闭塞症方，用来治疗动脉硬化闭塞症效果非常好。记得有个某医院的住院患者，医院要求截肢治疗，后来通过其他患者介绍，找到了我。我当时就应用了动脉硬化闭塞症方，大概用了2周，患者的足背动脉就可以摸到了，效果很好。所以说我们用中药是可以改善动脉狭窄和闭塞的，可以使闭塞的血管再通。本病治疗要以活血化瘀为基础，但重点应在于活血脉、通经络，故方中多选用活血、调经、通络药。治疗本病，以活血化瘀、通利血脉药物为根本，重剂黄芪起病于沉疴，补气而宣畅气机为用，同时注重寒温并用，从而使活血祛瘀，通经止痛，温而不燥，补不留滞，诸药协同发挥疗效。

第六节 对于妇人癥瘕的诊治

学生：老师，您在摸脉的时候，常常一摸脉就知道患者有癥瘕，请问癥瘕如何选方用药呢?

老师：癥瘕是中医特有的病证名称，常指妇女下腹有结块，或胀，或满，或痛者。一般脉象表现为沉涩，或沉紧的时候，我考虑是有癥瘕。通常从气滞郁结、寒凝血瘀两方面入手治疗。首先，气滞郁结方面，临床表现为少腹积块不坚，推之可移，时聚时散，或上或下，时感疼痛，痛无定处，胸胁少腹胀满，胸闷不舒，精神抑郁，月经不调，舌淡苔白，脉沉弦。方常选用开郁正元散加减，组成为香附 15g，青皮 15g，陈皮 15g，炒白术 15g，茯苓 10g，焦三仙各 15g，桔梗 15g，砂仁 15g，延胡索 15g，炙甘草 10g。

其次，寒凝血瘀方面，临床表现为子宫逐渐增大，较坚硬，多于下腹触及肿块，一般无触痛，月经周期延后，经量多有血块，小腹冷痛，经期延长，舌质暗或舌边紫，苔厚，脉沉涩。偏寒者，常运用大七气汤加减，温阳活血；对血瘀者，常运用桂枝茯苓丸加减。

总之，治疗时要分辨积块是病在气还是在血，以指导处方用药；癥瘕的脉象多表现为沉；寒热方面，虽然都是郁结，但一般没有热象症状表现。